全国高等医药院校临床实习指南系列教材
案例版™

眼科学临床实习指南

主　编　陈雪艺

副主编　具尔提　徐　琳

编　委　(以姓氏笔画为序)

朱　英　张金莎

张　宏　陈雪艺

郁　梅　具尔提

易湘龙　迪力夏提

徐　琳

科学出版社

北京

内 容 简 介

本书按照眼科学实习大纲的要求精心编撰而成。全书分为两大部分,第一部分以常见眼部疾病的典型病例为引导,提出诊断、治疗、鉴别诊断、疾病转归、误诊漏诊分析等问题,供学生思考,让学生们从病例中自己总结常见眼部疾病的诊疗理论知识;再通过提供参考答案及临床思维过程等,进一步锻炼学生们的分析问题、解决问题的能力,重视医学生诊断思路的培养。而每一章节后列有的复习题将进一步巩固所学内容。第二部分介绍了眼科常用检查方法及诊疗常规,供学生们在临床实践中应用。

本书内容精练、实用,能够切实地帮助学生们解决在眼科临床实践中遇到的困难和问题。

图书在版编目(CIP)数据

眼科学临床实习指南:案例版/陈雪艺主编. —北京:科学出版社,2008
全国高等医药院校临床实习指南系列教材
ISBN 978-7-03-022380-7

Ⅰ. 眼… Ⅱ.陈… Ⅲ.眼科学-医学院校-教学参考资料 Ⅳ. R77

中国版本图书馆 CIP 数据核字(2008)第 091952 号

策划编辑:李国红 / 责任编辑:周万灏 李国红 / 责任校对:赵燕珍
责任印制:徐晓晨 / 封面设计:黄 超

科 学 出 版 社 出版
北京东黄城根北街 16 号
邮政编码: 100717
http://www.sciencep.com

北京科印技术咨询服务公司 印刷
科学出版社发行 各地新华书店经销

*

2008 年 6 月第 一 版 开本:787×1092 1/16
2017 年 2 月第二次印刷 印张:13
字数:296 000

定价:52.00 元
(如有印装质量问题,我社负责调换)

前　言

　　医学是门实践性很强的学科,临床实习是医学教育中重要的实践阶段,是临床理论教学的一个延续,是理论联系实践的关键性培养阶段,是巩固知识、锻炼技能、开拓思维的重要过程。它要求医学生通过临床实习学习临床工作方法,熟练掌握临床基本技能,独立地进行常见病、多发病的诊治等。

　　为适应医学科技的飞速发展和培养医学专业人才的需要,我们组织实践经验丰富的临床各专业的专家教授,编写了这套临床实习指南。

　　本书引入案例的编写模式:首先根据病例的临床资料书写病历摘要;其次结合病例,提出与发病机制、诊断、鉴别诊断、治疗、预后、随访等有关的问题,以启发学生思维;然后根据问题,给出简明扼要的答案或提示;最后引出重点理论知识,旨在加强临床理论向临床实践的过渡,为学生走上工作岗位打下基础。书中附有大量思考题和复习题,以加深理解、掌握知识点;同时,本书还创造性地增加了本学科操作诊疗常规和常见病、多发病的诊治重点。

　　本书内容系统全面、简明扼要、重点突出、临床实用性和可操作性强,突出"三基"内容,知识点明确,学生好学,教师好教,可以使学生在尽可能短的时间内掌握所学课程的知识点。

　　本书以 5 年制医学本科生为基本点,以临床医学专业为重点对象,兼顾预防、基础、口腔、麻醉、影像、药学、检验、护理等专业需求。

　　本书含有大量真实的临床案例,供高等院校医学生临床实习和见习时使用;同时,案例和案例分析紧跟目前国家执业医师资格考试和研究生入学考试案例分析的命题方向,可供参加这些考试的人员使用。

　　由于本书涉及专业较多,各领域科技进展迅速,受时间和水平的制约,难免存在缺点和错误,欢迎广大读者批评指正。

新疆医科大学第一临床医学院

2007 年 12 月 10 日

目　　录

第一部分　典型案例分析

第二部分　眼科检查法及诊疗常规

第一部分 典型案例分析

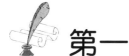

第一章 眼 睑 病

第一节 睑 腺 炎

案例 1-1

患者,男,25 岁,主诉"左眼上眼皮红肿痛 1 天"就诊。患者述昨日开始左眼上睑皮肤红肿,触之疼痛,无发热、寒颤、头痛;述近日每晚上网玩游戏 5h 左右。既往史:近视十年,近 2 年未戴眼镜,去年右眼也有类似症状,反复发作两次,自用氧氟沙星眼液滴眼,症状消退。视力:右眼 0.2,近视力 1.5;左眼 0.2,近视力 1.5。左眼上睑弥漫红肿,上睑中外三分之一交界处触痛阳性,无波动感,上睑结膜轻度充血,左眼球结膜无充血。左眼未查出异常。

问题

◆ 该患者可能诊断是什么?

◆ 该患者的诊断依据是什么?

◆ 该病例治疗方案?

◆ 还需做哪些检查,意义如何?

参考答案和提示

◆ 诊断 左上睑外睑腺炎(左上睑外麦粒肿);双眼屈光不正。

◆ 诊断依据

1. 病史特点 左眼上睑红肿痛 1 天。患有近视,未戴眼镜,近日又比较疲劳。既往右眼也有类似症状。

2. 临床特点 左眼上睑弥漫红肿,上睑中外三分之一交界处触痛(+),无波动感。

◆ 治疗方法

1. 该患者在炎症早期,局部热敷每天 3~4 次,每次 15~20min,促进炎症消散。

2. 滴用抗生素眼液,每日 4 次。睡前结膜囊内涂抗生素眼膏,控制感染。

3. 如已形成脓肿,需切开排脓。

◆ 该患者还需做屈光检查,了解屈光性质及程度,睑腺炎反复发作与屈光不正且未矫正有关,应建议患者佩戴眼镜。

案例 1-2

患者,女,21 岁,主诉"右眼上眼皮红肿痛 3 天"于 2007 年 3 月 28 日来我院就诊。患者述三天前开始右眼上睑皮肤红肿,触之疼痛,并逐渐加重,睁眼受限,无发热、寒颤、头痛。近期有涂睫毛膏史。体格检查：T 36.9℃、P 74 次/分、R 18 次/分、BP 110/70mmHg。全身未检查出异常。视力：右眼 1.0，左眼 1.2。右眼上睑外侧红肿，近外眦部触及一硬结，有压痛，皮肤表面见脓点，并有波动感。外侧球结膜轻度水肿，右侧耳前淋巴结肿大压痛。左眼未查出异常。

问题

◆ 该患者可能诊断是什么？

◆ 该患者的诊断依据是什么？

◆ 该病例最佳的治疗方法是什么？

参考答案和提示

◆ 诊断　右上睑外睑腺炎（右上睑外麦粒肿）。

◆ 诊断依据

1. 病史特点　右眼上睑红痛三天，进行性加重。无发热、畏寒、头痛，有涂睫毛膏史。

2. 临床特点　右上睑外侧红肿，睑腺处触及有硬结，有压痛，皮肤面有脓点，有波动感。外侧球结膜水肿，右侧耳前淋巴结肿大、压痛。

◆ 治疗方法

该患者外麦粒肿已形成脓肿，需切开排脓，应在皮肤面，平行睑缘切开，放置引流条，每日换药，直至脓液引流完毕。

案例 1-3

患儿，男，2 岁，患儿母述"发现患儿右眼下眼皮红肿 4 天"来我科就诊。否认外伤史，近期无发热、咳嗽等病史，患儿母述 4 天前发现患儿右眼下眼皮红肿，3 天前开始局部点抗生素眼药水、眼药膏，昨日起红肿局限，今日来我院求治。眼科检查：视力检查不配合。右眼下睑红肿，近内眦部皮下触及硬结，睑结膜面见黄色隆起，触诊时患儿哭闹。右眼球结膜无充血，角膜透明，前房清亮，瞳孔圆 3mm×3mm，对光反应灵敏。左眼外眼未见明显异常。

问题

◆ 该患者的诊断是什么？

◆ 该患者的诊断依据是什么？

◆ 需要与哪些疾病鉴别？

◆ 该病例最佳的治疗方法是什么？

参考答案和提示

◆ 诊断　右下睑内睑腺炎（右下睑内麦粒肿）。

◆ 诊断依据

1. 病史特点　右眼下睑红肿 4 天。

2. 临床特点　右眼下睑红肿，近内眦部皮下触及硬结，睑结膜面见黄色隆起。

◆ 需要鉴别的疾病

1. 外麦粒肿　内麦粒肿与外麦粒肿在炎症早期症状体征相似,但形成的脓头前者在睑结膜面,后者在皮肤面。

2. 霰粒肿　无红肿热痛等炎症症状及体征,为无痛性肿块。与本病不符。

◆ 治疗方法

已形成脓肿,需切开排脓:应在睑结膜面切开,切口方向垂直睑缘。

临床思维:睑腺炎

【病因】

睑腺炎是常见的眼睑腺体的细菌感染。如果是睫毛毛囊或其附属的皮脂腺或变态汗腺感染,称为外睑腺炎(又称外麦粒肿);如果是睑板腺感染称为内睑腺炎(又称内麦粒肿)。大多数是由金黄色葡萄球菌感染腺体而引起。

【临床表现】

1. 外睑腺炎的炎症反应主要位于睫毛根部的睑缘处,开始时红肿范围较弥散,触诊时,可发现明显压痛的硬结,患者疼痛剧烈,同侧耳前淋巴结肿大和压痛。还可以引起反应性球结膜水肿。

2. 内睑腺炎被局限于睑板腺内,肿胀比较局限,患者疼痛明显,病变处有硬结,触之压痛;睑结膜面局限性充血、肿胀。

3. 儿童、老年人或者患有糖尿病等慢性消耗性疾病的体弱、抵抗力差的患者中,睑腺炎可以在皮下组织扩散,发展为眼睑蜂窝织炎。伴有发热、寒颤、头痛等全身症状。

【治疗】

1. 热敷 2 次/日,15~20 分钟/次。

2. 局部滴抗生素眼液及眼膏,控制炎症。

3. 如炎症严重,需口服或静脉使用抗生素。

4. 形成脓点(肿)时切开排脓,脓肿较大者放置引流条。外睑腺炎切口与睑缘平行;内睑腺炎切口与睑缘垂直。

复　习　题

单项选择题

1. 外睑腺炎指(　　　)

   A. 睫毛囊及附属的皮脂腺的感染　　　　　B. 睑缘腺体的感染

   C. 睑板腺的感染　　　　　　　　　　　　D. 睑板腺的异常增生

2. 内睑腺炎指(　　　)

   A. 睑缘腺体的感染　　　　　　　　　　　B. 睫毛的化脓性炎症

C. 睑板腺体的阻塞　　　　　　　　　D. 睑板腺体的化脓性感染

3. 内睑腺炎的切口位置应(　　)

   A. 与睫毛垂直　　　　　　　　　　　B. 与角膜缘平行

   C. 与睑缘平行　　　　　　　　　　　D. 与睑缘垂直

4. 外睑腺炎的切口位置应(　　)

   A. 与眼球平行　　　　　　　　　　　B. 与瞳孔缘垂直

   C. 与角膜缘垂直　　　　　　　　　　D. 与睑缘平行

复习题参考答案

单项选择题

1. A　2. D　3. D　4. D

第二节　睑板腺囊肿

案例 1-4

   患者,男,16 岁,因"左眼长硬结 40 天"于 2007 年 4 月 16 日就诊。患者于 40 天前无意间触及左上睑皮下有一硬结,不红、不痛。硬结未见增长,仅上眼皮稍有沉重感。体格检查: T 37℃、P 88 次/分、R 20 次/分,全身未检出异常。视力:右眼 1.5,左眼 1.0。左上睑内侧可见皮肤隆起,无红肿,皮下触及一硬块,如黄豆大小、边界清楚,与皮肤无粘连,质地中等,无压痛,对应处的睑结膜局限性暗红色充血。眼前节及眼底未见异常。右眼未见异常。

问题

  ◆ 该患者最可能的诊断是什么?

  ◆ 该患者诊断的依据是什么?

  ◆ 该病例最佳的治疗方法是什么?

参考答案和提示

  ◆ 最可能的诊断　左上睑睑板腺囊肿(又称霰粒肿)。

  ◆ 诊断　左上睑睑板腺囊肿(霰粒肿)。

  ◆ 诊断依据包括

  1. 病史特点　患者男性 16 岁,无意间发现左眼上睑长硬块 40 天,硬块无明显增大,无红肿热痛,仅上眼皮稍有沉重感。

  2. 临床特点　左眼视力 1.0,左上睑皮下触及黄豆大小硬块,无压痛,边界清楚,与皮肤无粘连,质地中等,对应睑结膜暗红色充血。

  ◆ 治疗方法

  1. 囊肿囊肿小而无症状时无须治疗。

  2. 囊肿较大时在局麻下行囊肿刮除术,在睑结膜面做与睑缘垂直的切口,完整摘除囊肿,以防复发。

  3. 术后结膜囊内点抗生素眼药水 2~3 天,每天 2~3 次。

临床思维:睑板腺囊肿

【病因】

睑板腺囊肿又称霰粒肿,是睑板腺无菌性慢性肉芽肿性炎症。病因为睑板腺排出管道阻塞,腺体分泌物滞留在睑板内,对周围的组织产生慢性刺激而引起。

【临床表现】

多见于儿童或青少年与睑板腺分泌功能旺盛有关。多发在上睑,也可以在上下睑,可以是单个,也可以是多个。病程进展缓慢,眼睑皮下触及圆形硬块,边界清楚,与皮肤无粘连,大小不一,无压痛,仅有沉重感,严重者引起上睑下垂。

【治疗】

治疗以手术摘除囊肿为主,手术切口与睑缘垂直。对40岁以上患者的眼睑无痛性肿块,特别是复发者应注意除外睑板腺癌,刮出物需送病理检查。

复 习 题

单项选择题

1. 睑板腺囊肿是(　　)

　A. 睑板腺的化脓性炎症　　　　　B. 睑板腺的恶性肿瘤

　C. 睑板腺的急性非化脓性炎症　　D. 肉芽组织性炎症

2. 睑板腺囊肿的治疗有效方法是(　　)

　A. 手术摘除　　　　　　　　　　B. 局部点药

　C. 热敷　　　　　　　　　　　　D. 全身抗炎

3. 睑板腺囊肿典型症状(　　)

　A. 疼痛　　　　　　　　　　　　B. 肿胀

　C. 分泌物增多　　　　　　　　　D. 缓慢形成的皮下无痛性硬块

4. 睑板腺囊肿手术切口与(　　)

　A. 睑缘垂直　　　　　　　　　　B. 角膜缘垂直

　C. 睑缘平行　　　　　　　　　　D. 瞳孔缘垂直

复习题参考答案

单项选择题

1. D　2. A　3. D　4. A

第三节　上睑下垂

案例 1-5

患儿,男,6岁,因为"双眼睁不大"于2007年4月5日就诊。患儿自出生后家长就发现其双眼睁不大,随年龄的增长无明显改善。常常皱额抬眉,仰首视物。无外伤史。患儿足月顺产,母乳喂养。父母身体健康,无孕期患病史。其父亲和叔叔有类似病史。父母非近亲婚配。体格检查:T 37℃,P 88次/分,R 20次/分,体重25kg,发育正常,神志清。心肺检查阴性。视力:右眼0.3,近0.5,左眼0.4,近0.5,双眼上睑缘均遮挡瞳孔1/2。提上睑肌肌力右眼为5mm,左眼为7mm。双眼结膜无充血,角膜清亮,前房深浅正常,虹膜正常,双眼瞳孔圆,直径3mm,对光反应灵敏,双眼晶状体透明,双眼眼底检查无异常,眼压正常,双眼球位置正常,运动正常,无震颤,Bell现象存在。

问题

◆ 该患儿诊断是什么?

◆ 诊断依据是什么?

◆ 该患儿还需做哪些检查?

◆ 最佳治疗方法是什么?

参考答案和提示

◆ 诊断　双眼先天性上睑下垂,双眼屈光不正。

◆ 诊断依据

1. 病史特点　患儿自出生后家长就发现双眼睁不大,父亲和叔叔有类似病史,提示与遗传有关。足月儿,无外伤史。

2. 临床特点　视力:右眼0.3,近0.5;左眼0.4,近0.5。双眼上睑缘均遮挡瞳孔1/2。提上睑肌肌力:右眼为5mm,左眼为7mm。双眼结膜无充血,角膜清亮,前房深浅正常,虹膜正常。双眼瞳孔圆,直径3mm,对光反应灵敏。双眼晶状体透明,双眼眼底检查无异常,眼压正常,双眼球位置正常,运动正常,无震颤,Bell现象存在。

◆ 该患儿视力不正常,还需做阿托品散瞳验光,了解屈光性质及屈光程度。阿托品散瞳验光结果:右眼+4.50D 1.50D×180°=0.4;左眼+4.00D 0.75D×180°=0.6。故该患儿还需补充诊断:双眼弱视。

◆ 治疗方法

1. 手术治疗。

2. 该患儿提上睑肌肌力≥5mm,考虑行双眼提上睑肌缩短术。

3. 术后戴眼镜,并行弱视治疗。

临床思维:先天性上睑下垂

【病因】

先天性上睑下垂主要原因是动眼神经核发育不全或提上睑肌发育不全导致,是一种常染色体显性或隐性遗传病。其发病率为 0.12‰。患者出生时就不能将睑裂睁开到正常程度。可单眼或双眼发生,可伴有先天异常,如小睑裂、内眦赘皮、眼外肌麻痹等。为克服上睑对视线的遮挡,患者常皱额抬眉。双侧者需仰首视物。治疗以手术治疗为主,预防弱视的形成。

复 习 题

单项选择题

1. 先天性上睑下垂是( )
   A. 外伤所致　　　　　　　　　　　B. 先天性遗传病
   C. 属于机械性疾病　　　　　　　　D. 神经原性疾病
2. 先天性上睑下垂治疗目的( )
   A. 预防弱视形成　　　　　　　　　B. 改善眼位
   C. 改善外观　　　　　　　　　　　D. 恢复双眼单视
3. 先天性上睑下垂治疗常为( )
   A. 肉毒素治疗为主　　　　　　　　B. 缝线固定为主
   C. 额肌加强为主　　　　　　　　　D. 提上睑肌缩短为主
4. 先天性上睑下垂常见症状( )
   A. 眼位不正　　　　　　　　　　　B. 睁眼困难
   C. 眼部疼痛　　　　　　　　　　　D. 视功能下降

复习题参考答案

单项选择题

1. B　2. A　3. D　4. B

第二章　泪　器　病

第一节　慢性泪囊炎

案例2-1

患者,女,58岁,因"左眼流泪一年余"于2007年2月7日来我科求治。患者于一年前开始左眼流泪,近一个月来拭泪时有脓性分泌物流出。眼红不痛,视物无障碍,无畏寒、发热史。无外伤史,绝经6年。体格检查:一般情况良好。全身体检未见明显异常。眼科检查视力:双眼1.0。左下睑内眦部皮肤潮红、粗糙、挤压泪囊区有黄色脓性分泌物自下泪小点流出。左睑结膜充血明显,角膜清亮,前房深浅正常,虹膜无异常,瞳孔圆、对光反应灵敏。晶体透明。右眼未检及异常。双眼泪道冲洗:右泪道通畅;左眼冲洗自上、下泪点反流,伴有黄色黏脓性分泌物。

问题

◆ 该患者诊断是什么?

◆ 诊断依据是什么?

◆ 最佳的治疗方案是什么?

参考答案和提示

◆ 诊断　左眼慢性泪囊炎。

◆ 诊断依据

1. 患者　女性,58岁,左眼泪溢1年余,伴脓性分泌物1个月

2. 临床特点　挤压泪囊区可见黄色黏液脓性分泌物自下泪小点流出。

3. 泪道冲洗　左眼冲洗自上、下泪点反流,伴有黄色黏脓性分泌物。

◆ 治疗方法

1. 手术治疗　为最有效的方法。对该患者最佳手术方法是:泪囊鼻腔吻合术。

2. 如暂不能手术,滴抗生素眼液控制炎症,并告知患者尽快手术治疗。

案例2-2

患者,女,35岁,以"右眼溢泪,流脓五年,左眼溢泪一年"求治,无眼红、痛及畏光史,自购抗生素眼液点眼无好转。否认全身有其他疾病史。眼科检查右:1.2,左:1.5,双眼睑结膜无充血,双眼泪囊区皮肤无红肿,双眼角膜明,双眼前房清亮,双瞳孔圆,3mm×3mm,对光反应灵敏,双眼眼底检查未见异常。

问题

◆ 该患者诊断是什么?

◆ 详细说明需做哪些检查以明确具体诊断?

◆ 治疗方法有哪些?

参考答案和提示

◆ 诊断 双眼泪道阻塞。

◆ 诊断依据

1. 挤压泪囊区有无脓液反流

(1) 如有:即因鼻泪管阻塞,诊断:慢性泪囊炎。

(2) 没有。

2. 泪道冲洗

(1) 从下泪点注水,从下泪点反流→泪小管阻塞。

(2) 从下泪点注水,从上泪小点反流—有脓液—鼻泪管阻塞→慢性泪囊炎;无脓液→泪总管阻塞或鼻泪管阻塞。

3. 泪道造影 明确阻塞部位

◆ 治疗方法

1. 慢性泪囊炎 ①鼻腔泪囊吻合术。②鼻内窥镜鼻腔泪囊吻合术。③泪道置管术。④泪囊摘除术。

2. 泪小管阻塞,泪总管阻塞 泪总管,泪小管探通置管术。

临床思维:慢性泪囊炎

慢性泪囊炎多见于中老年女性,单侧发病较多。

【病因】

鼻泪管狭窄并阻塞,使泪液常留于泪囊内伴发细菌感染。

【临床表现】

症状为泪溢;检查:挤压泪囊区有黄色脓性分泌物流出,即可确诊;如挤压未见脓液流出,可行泪道冲洗,冲洗有脓液自泪点反流,即可确诊。

【治疗】

治疗以手术治疗为主,有泪囊鼻腔吻合术、泪囊摘除术等。

【注意事项】

特别要注意的是:慢性泪囊炎可成为眼部潜在的感染灶,眼外伤或内眼手术时可造成角膜溃疡或细菌性眼内炎,因此需引起高度重视,在内眼手术前必须做泪道冲洗检查,如有慢性泪囊炎必须先予以治疗。

复 习 题

单项选择题

1. 慢性泪囊炎是（　　）
   - A. 泪囊的慢性非化脓性炎症
   - B. 鼻泪管阻塞所致的慢性化脓性炎症
   - C. 泪小管的阻塞
   - D. 泪囊的阻塞所致
2. 慢性泪囊炎的典型症状（　　）
   - A. 泪溢
   - B. 红肿
   - C. 流血性分泌物
   - D. 发热
3. 慢性泪囊炎典型体征（　　）
   - A. CT 示泪囊扩大
   - B. X 线示泪囊窝加深
   - C. 泪囊区挤压流出脓性分泌物
   - D. 泪囊肿大
4. 慢性泪囊炎治疗首选（　　）
   - A. 热敷
   - B. 全身抗炎
   - C. 置管引流
   - D. 泪囊鼻腔吻合术

复习题参考答案

单项选择题

1. B　2. A　3. C　4. D

第二节　急性泪囊炎

案例 2-3

　　患者,女,65 岁,农民,因"流泪 2 年,右下睑内眦部肿胀、红痛 1 周"来院就诊。患者于 2 年前开始右眼流泪,伴拭泪时有脓性分泌物流出,未予治疗;近 1 周开始右下睑内眦部肿胀红痛,无视力障碍,无外伤史。绝经 14 年。体格检查:T 38.9℃。咽部不红,右颌下淋巴结肿大有压痛。眼科检查:双眼视力 0.8,右泪囊区皮肤红肿,局限性隆起,触痛明显。右眼球结膜充血明显,结膜囊内可见脓性分泌物。角膜明,前房深浅正常,瞳孔圆,对光反应灵敏,晶体明,眼底检查:视盘色正常,边界清,中心窝反光不清。左眼未见异常。

问题

- ◆ 患者最可能诊断是什么?
- ◆ 诊断的依据是什么?
- ◆ 最佳的治疗方案是什么?

参考答案和提示

◆ 最可能诊断　右眼急性泪囊炎。

◆ 诊断依据

1. 患者,女性,65岁,右眼泪溢2年,拭泪时有脓性分泌物流出,右下睑内眦部肿胀红痛一周。

2. 临床特点　右泪囊区皮肤红肿,局限性隆起,触痛明显。右眼球结膜充血明显,结膜囊内可见脓性分泌物。

◆ 治疗方法

1. 抗感染治疗　局部热敷,局部点抗生素眼药,严重者全身给予抗生素。

2. 当脓肿形成后切开排脓,放置引流条。

3. 伤口愈合、炎症完全消退后按慢性泪囊炎处理。

临床思维:急性泪囊炎

【病因】

急性泪囊炎多数是在慢性泪囊炎的基础上突然发生,与侵入细菌毒力强或机体抵抗力下降有关。最常见致病菌为金黄色葡萄球菌。

【临床表现】

发作突然,初期泪囊区皮肤红肿,疼痛不止,结膜囊内有大量脓性分泌物,颌下淋巴结肿大,最后脓肿局限、破溃、脓液流出,炎症减轻,如慢性泪囊炎不予处理,可造成急性泪囊炎反复发作,有时形成瘘管。

【治疗】

治疗是以局部及全身抗感染治疗为主,伴局部理疗热敷,待形成脓肿后切开放置引流条,3个月后按慢性泪囊炎处理,做泪囊鼻腔吻合术或泪囊摘除术。

复　习　题

单项选择题

1. 急性泪囊炎是(　　　)

　　A. 慢性泪囊炎发展而来　　　　　　　　B. 男性多见

　　C. 慢性泪囊炎转变而来　　　　　　　　D. 慢性泪囊炎的基础上急性发作

2. 急性泪囊炎常见细菌为(　　　)

　　A. 铜绿假单胞菌　　　　　　　　　　　B. 腺病毒

　　C. 肺炎球菌　　　　　　　　　　　　　D. 金黄色葡萄球菌

3. 急性泪囊炎不应该做(　　　)

　　A. 热敷　　　　　　　　　　　　　　　B. 全身抗炎

C. 冲洗泪道　　　　　　　　　　　D. 择期手术治疗
4. 急性泪囊炎治疗原则(　　　)
　　A. 先手术后抗炎　　　　　　　　B. 抗炎后急做手术
　　C. 抗炎后 3 个月考虑手术治疗　　D. 局部点药抗炎

复习题参考答案

单项选择题

1. D　2. D　3. C　4. C

第三章 结 膜 病

第一节 淋球菌性结膜炎

案例 3-1

　　一名出生 4 天的新生儿,其母发现:患儿双眼眼睑红肿、流泪、有大量黄白色分泌物将上下眼睑睫毛粘住,拭去后很快又有很多分泌物流出。患儿为足月顺产儿,自然分娩。眼部检查:双眼睑高度水肿,双眼睑球结膜明显充血水肿,将眼睑启开后有大量黄色脓性分泌物自眼部流出,双眼角膜透明。全身检查:耳前淋巴结肿大并有压痛。

问题

　　◆ 最有可能的诊断是什么?

　　◆ 还应进行哪些辅助检查?

　　◆ 治疗方法有哪些?

参考答案和提示

　　◆ 最有可能的诊断　双眼淋球菌性结膜炎。

　　◆ 辅助检查　应该将患儿眼部分泌物及其母亲阴道分泌物一起进行涂片和培养。

　　◆ 治疗方法

　　1. 全身用药　首选青霉素。用法:青霉素 G10 万 U/(kg·d),静脉滴注或分 4 次肌内注射,共 7 天。

　　2. 局部用药　5000~10000U 青霉素眼液点双眼,每 10~15 分钟点眼一次。抗生素眼膏涂双眼,每晚一次。

　　3. 其母同时进行治疗,菌必治(头孢曲松)1g/d 即可,连续 7 天。

临床思维:淋球菌性结膜炎

【临床表现】

　　患儿在自然分娩 4 天后,出现畏光、流泪,眼睑红肿,眼部有大量黄白色脓性分泌物,揩之又出。眼部检查:双眼睑高度水肿,球结膜明显充血,将眼睑启开有大量脓液自眼部流出。角膜透明。

【诊断】

　　根据临床表现,应高度怀疑淋菌性结膜炎,但要最后确诊,需要进行患儿眼部分泌物和其母亲阴道分泌物的涂片及培养,待检出淋球菌,才能做最后诊断。

【治疗】

治疗应在取出眼部分泌物后,即开始进行及时有效地治疗。

第二节 细菌性结膜炎

案例 3-2

患者,男,15 岁。因"双眼发红、畏光、烧灼感伴分泌物增多 2 天"而就诊。自诉 2 天前无明显诱因双眼发红、流泪、畏光、烧灼感,晨起后有大量分泌物将上下睑睫毛粘合在一起,视物不受影响。近几日,同班级个别同学也出现类似症状。眼科检查:视力:右眼1.0,左眼 1.0;双眼上下睑结膜可见明显充血,结膜囊内见条状黄白色脓性分泌物,双眼球结膜浅充血;双眼角膜透明;双眼前房清亮;双眼瞳孔等大等圆,对光反应灵敏。

问题

◆ 最有可能的诊断是什么?

◆ 治疗方法有哪些?

参考答案和提示

◆ 最有可能的诊断是 双眼急性细菌性结膜炎。

◆ 治疗方法

1. 结膜囊冲洗 应用 3% 硼酸水溶液或生理盐水溶液冲洗结膜囊。

2. 局部应用抗生素眼液和眼膏

(1) 抗生素眼液:点眼每 1~2 小时一次。

(2) 眼膏:晚睡前涂抗生素眼膏。

该患者为中学生,近几日在其班级内出现了"红眼病"。前日,患者也开始出现双眼发红、烧灼感、畏光、流泪,晨起后有大量分泌物将上下睑睫毛粘合在一起,视物不受影响。眼科检查:右眼视力 1.0,左眼视力 1.0。双眼睑结膜可见明显充血,结膜囊内可见脓性分泌物。角膜透明。根据临床表现及周围同学有类似病史,可以诊断。因为该患者眼部感染与班级其他同学发病有关,表明为传染性疾病。治疗以局部应用抗生素为主,其用药次数要频繁点药,待病情控制后,逐渐减少点药次数,防止其转为慢性。

临床思维:细菌性结膜炎

细菌性结膜炎是眼科门诊常见的眼病之一,当患者有不同程度的结膜充血和脓性 、黏液性或黏液脓性分泌物时,应怀疑细菌性结膜炎。

【分型】

细菌性结膜炎按发病快慢可分为超急性(24 小时内)、急性或亚急性(几小时至几天)、慢性(数天至数周)。按病情的严重情况可分为轻、中、重度。

【病因】

常见致病菌包括：金黄色葡萄球菌、肺炎链球菌、莫—阿氏（Morax-Axenfled）双杆菌、流感嗜血杆菌、假单胞菌属、淋病奈瑟菌及脑膜炎奈瑟球菌、变形杆菌、大肠杆菌等，其他较少见的细菌有结核分支杆菌、白喉杆菌等。急性结膜炎给予敏感性抗生素治疗后，可缩短病程。

【淋球菌性结膜炎】

成人主要是通过生殖器—眼接触传播而感染，新生儿主要是出生时经过患有淋球菌性阴道炎的母体产道而被淋球菌感染。新生儿淋球菌性结膜炎：潜伏期 2～5 天，双眼常同时受累。眼睑高度水肿，重者球结膜突出于睑裂之外，可有假膜形成。分泌物由病初的浆液性很快转变为脓性，脓液量多，不断从睑裂流出，因此又称"脓漏眼"，常有耳前淋巴结肿大和压痛。严重病例可并发角膜溃疡甚至眼内炎，因此，也可算是眼科急症，对怀疑或确诊为淋球菌性结膜炎的患者需立即治疗，并全身应用抗生素。

【急性或亚急性细菌性结膜炎】

又称急性卡他性结膜炎，俗称"红眼病"。传染性强，多发于春、秋季节。可散发感染，也可流行于学校、工厂等集体生活场所。临床表现：潜伏期 1～3 天，两眼同时或相隔 1～2 天发病，发病 3～4 天时病情达到高潮，以后逐渐减轻。表现为患眼红、烧灼感，或伴有畏光、流泪。结膜充血，黏脓性分泌物，早晨起床时上下睑睫毛常被分泌物粘合在一起。病情较重者可出现结膜下出血。肺炎球菌、流感嗜血杆菌Ⅲ型所致结膜炎，可在睑结膜表面覆盖一层假膜。流感嗜血杆菌Ⅲ型感染还可并发卡他性边缘性角膜浸润或溃疡。部分患者伴有体温升高、身体不适等全身症状。

【诊断和治疗】

对于细菌性结膜炎的诊断和治疗，我们根据症状体征、分泌物涂片或结膜刮片等检查，一般可以诊断，但病原学检查诊断困难。治疗原则是去除病因，抗感染治疗。根据病情的轻重可选择结膜囊冲洗、局部用药或局部全身联合用药。切勿包扎，但可佩戴太阳镜以减少光线的刺激。局部治疗：①当患眼分泌物多时，可用无刺激性的冲洗剂，如 3% 硼酸水溶液或生理盐水溶液冲洗结膜囊。冲洗时避免损伤角膜上皮，勿使冲洗液流入健眼。②充分滴用有效的抗生素眼液和眼药膏。

复 习 题

单项选择题

1. 一名出生 3 天的新生儿，其母发现患儿双眼上下睑睫毛被大量分泌物粘合在一起，启开双眼睑有黄白色分泌物自眼部流出，最有可能的诊断（　　）
   A. 新生儿泪囊炎　　　　　　　　B. 急性细菌性结膜炎
   C. 淋球菌性结膜炎　　　　　　　D. 急性病毒性结膜炎

2. 一名 26 岁男性患者因诊断为"双眼急性结膜炎"而进行治疗，下列哪种治疗是错误的（　　）

A. 眼部应用抗生素眼膏　　　　　　B. 生理盐水溶液冲洗结膜囊

C. 眼部点抗生素眼液　　　　　　　D. 包扎双眼,以防感染

3. 新生儿淋球菌性结膜炎又称(　　)

A. 急性泪囊炎　　　　　　　　　　B. 脓漏眼

C. 红眼病　　　　　　　　　　　　D. 以上都不是

4. 细菌性结膜炎诊断需要(　　)

A. 临床表现　　　　　　　　　　　B. 分泌物涂片或刮片

C. 分泌物培养　　　　　　　　　　D. 以上都是

复习题参考答案

单项选择题

1. C　2. D　3. B　4. D

第三节　沙　　眼

案例 3-3

患者,女,21 岁,主述"反复双眼红,异物感,分泌物增多 2 年余"求诊。患者述 2 年前开始双眼红,流泪,异物感,烧灼感,分泌物增多,外院求诊,诊断"急性结膜炎",局部点"妥布霉素眼药水,红霉素眼膏",用药好转,但反复发作,后间断用药。眼科检查:右眼视力 0.5,左眼视力 0.6;双上睑结膜充血,血管轮廓模糊,可见乳头。滤泡,占上睑结膜面积 2/3,并见有线状瘢痕;双眼球结膜浅充血,双眼角膜上方见血管翳,占角膜面积 1/4;双眼前房清亮,双眼瞳孔等大等圆,3mm×3mm;双眼晶体透明;双眼视盘色正常,边界清,生理凹陷无扩大;双眼黄斑中心凹反光存在,A/V=2/3。

问题

◆ 最有可能的诊断是什么?

◆ 诊断依据?

◆ 需与哪些疾病鉴别?

◆ 如何治疗?

参考答案和提示

◆ 最有可能的诊断是　双眼沙眼。

◆ 诊断　双眼沙眼 $II_{++}P_+$;双眼屈光不正。

◆ 诊断依据

1. 反复双眼红,异物感,分泌物增多 2 年余,局部点"妥布霉素眼药水,红霉素眼膏",间断用药后,用药好转,但反复发作。

2. 右眼视力 0.5,左眼视力 0.6。双上睑结膜充血,血管轮廓模糊,可见乳头、滤泡占上睑结膜面积 2/3,并见有线状瘢痕,双眼球结膜浅充血。

3. 双眼角膜上方见血管翳,占角膜面积1/4。

◆ 需与急性卡它性结膜炎、病毒性结膜炎、慢性结膜炎等鉴别。它们与沙眼的区别:沙眼充血血管轮廓模糊,上睑结膜瘢痕形成,并有沙眼性角膜血管翳,而其他类型结膜炎没有角膜血管翳,上睑结膜也不会形成瘢痕。另外还可通过病原学检查予以鉴别。

◆ 治疗方法

1. 结膜囊冲洗 应用3%硼酸水溶液或生理盐水溶液冲洗结膜囊。

2. 局部应用抗生素眼液和眼膏。抗生素眼液:点眼每1~2小时一次。眼膏:晚睡前涂抗生素眼膏。必须坚持用药3个月以上;该患者反复发作是因为用药不规范。

案例 3-4

患者,女,65岁。主述"双眼异物感,视物不清3年余"。眼科检查:右眼视力0.5,左眼视力0.6。双上睑结膜可见黄白色瘢痕形成,睑缘肥厚内卷,睫毛内翻触及角膜,角膜浅层可见灰白色浑浊,以右眼为著,双眼上方角膜有新生血管长入,占角膜面积1/4,双眼前房清亮,双眼虹膜纹理清,双眼瞳孔等大等圆。

问题

◆ 该患者的诊断是什么?

◆ 治疗方法有哪些?

参考答案和提示

◆ 诊断 双眼沙眼ⅢP_+;双眼上睑瘢痕性内翻倒睫;双眼角膜云翳。

◆ 治疗方法 应选择手术治疗,即行双上睑内翻倒睫矫正术。

该患者,65岁,女性。自诉:双眼异物感,视物不清,虽说不是沙眼所致并发症的特有症状,但在眼科检查时发现双上睑结膜可见黄白色瘢痕,睑缘内卷,睫毛触及角膜,角膜浅层可见灰白色浑浊,以右眼为著,双眼上方角膜有新生血管翳长入。根据眼科阳性体征,即可诊断:①双眼沙眼ⅢP_+。②双上睑内翻倒睫。③双角膜云翳。沙眼至晚期时可导致6种并发症,本病例是沙眼所致其中两种并发症,因此对于并发症的治疗大部分需行手术治疗。

案例 3-5

患者,男,25岁。因"双眼痒,异物感伴分泌物增多3周"求诊。眼科检查:右眼视力1.5,左眼视力1.5。双眼上睑结膜充血,血管轮廓模糊,可见乳头。滤泡占上睑结膜面积1/3,双眼球结膜浅充血,双眼上方角膜缘见点状浸润,未见血管翳。

问题

◆ 可能的诊断是什么?

◆ 需做何检查明确诊断?

参考答案和提示
- ◆ 可能的诊断　疑似沙眼。
- ◆ 需做何检查明确诊断
1. 细胞学检查　沙眼细胞学特点:可检出淋巴细胞、浆细胞和多形核细胞。
2. 结膜刮片　检查细胞浆内有无包涵体。
3. 沙眼衣原体抗原抗体检查。

临床思维:沙眼

【病因】

沙眼(trochoma)是沙眼衣原体引起的一种慢性传染性结膜角膜炎,是导致盲目的主要疾病之一。沙眼衣原体是由我国汤飞凡、张晓楼等人于1955年通过鸡胚培养的方法在世界上首次分离出来。沙眼通过直接接触或污染物间接传播,节肢昆虫也是传播媒介。

【临床表现】

一般起病缓慢,多为双眼发病,但轻重程度可有不等。沙眼衣原体感染后潜伏期5~14天。沙眼初期表现为滤泡性结膜炎,以后逐渐进展到结膜瘢痕形成。沙眼慢性期,无明显不适,仅眼痒、异物感、干燥和烧灼感。结膜充血减轻,结膜污秽肥厚,同时有乳头及滤泡增生,病变以上穹隆及睑板上缘结膜显著,并可出现垂帘状的角膜血管翳。晚期可发生睑内翻与倒睫、上睑下垂、睑球粘连、角膜浑浊、实质性结膜干燥症、慢性泪囊炎等并发症,可严重影响视力,甚至失明。

【诊断】

多数沙眼根据睑结膜乳头、滤泡、角膜上皮及上皮下角膜炎,角膜血管翳、Herbert 小凹等特异性体征,可以做出诊断。WHO 要求诊断沙眼时至少符合下述标准的 2 条:①上睑结膜 5 个以上滤泡;②典型的睑结膜瘢痕;③角膜缘滤泡或 Herbert 小凹;④广泛的角膜血管翳。

【分期】

为了统一进行流行病学调查和指导治疗,国际上常用 MacCallan 分期法:①I 期:早期沙眼。上睑结膜出现未成熟滤泡,轻微上皮下角膜浑浊、弥漫点状角膜炎和上方细小角膜血管翳。②II 期:明确的沙眼。其中,IIa 期:滤泡增生,角膜浑浊、上皮下浸润。瘢痕不明显。③III:瘢痕形成。同我国的 II 期。④IV:非活动性沙眼。同我国的 III 期。

【和其他滤泡性结膜炎相鉴别】

1. 慢性滤泡性结膜炎　原因不明。常见于儿童及青少年,特点为双眼下穹隆及下睑结膜见大小均匀、排列整齐的滤泡,无融合倾向。结膜充血有分泌物,但不肥厚,数年后不留痕迹而自愈,无角膜血管翳。无分泌物和结膜充血等炎症症状者,称为结膜滤泡症。一般不需治疗,只在有自觉症状时才按慢性结膜炎治疗。

2. 春季结膜炎 上睑结膜表现出增生的乳头大而扁平,上穹隆部结膜无病变,也无角膜血管翳。睑结膜刮片涂片中可见大量嗜酸粒细胞。

3. 包涵体性结膜炎 与沙眼的主要不同在于,滤泡以下穹隆部和下睑结膜显著,没有角膜血管翳。可通过实验室检查,即针对不同衣原体抗原的单克隆抗体做免疫荧光检测,鉴别其抗原血清型,从而与之鉴别。

4. 巨乳头性结膜炎 结膜乳头可与沙眼性滤泡相混淆,但有明确的角膜接触镜佩戴史。

【治疗】

包括全身和眼局部药物治疗及对并发症的治疗。

1. 局部用 0.1%利福平、0.1%酞丁胺或 0.5%新霉素眼液等点眼,4 次/日。夜间使用红霉素类、四环素类眼膏,疗程最少 10~12 周。

2. 全身应用抗生素治疗,一般疗程为 3~4 周。

3. 手术矫正倒睫及睑内翻,是防止晚期沙眼导致角膜浑浊致盲的关键措施。

复 习 题

单项选择题

1. 沙眼是由下列哪种微生物引起的( )
   A. 细菌　　　　　　　　　　　　B. 病毒
   C. 衣原体　　　　　　　　　　　D. 弓形虫

2. 沙眼的晚期并发症有( )
   A. 内翻倒睫　　　　　　　　　　B. 角膜浑浊
   C. 慢性泪囊炎　　　　　　　　　D. 以上均是

3. 沙眼衣原体是由哪国专家分离出来的( )
   A. 美国　　　　　　　　　　　　B. 中国
   C. 英国　　　　　　　　　　　　D. 日本

4. 沙眼通过哪些途径传播的( )
   A. 直接接触　　　　　　　　　　B. 污染物间接传播
   C. 节肢昆虫传播　　　　　　　　D. 以上都包括

复习题参考答案

单项选择题

1. C　2. D　3. B　4. D

第四节 春季角结膜炎

案例 2-6

患儿,男,7岁。患儿母述"患儿双眼季节性痒痛、发红 2 年"。患儿生于四川,自 5 岁起随父母进疆,近两年每逢春季,患儿即开始双眼发红,奇痒难忍,尤以夜间加重,天凉或到秋季症状消失。其母有"过敏性鼻炎"病史。眼科检查:右眼视力 1.0 左眼视力 1.0,双睑结膜呈粉红色充血,血管模糊,上睑结膜可见巨大扁平乳头,形状不一,球结膜呈中度结膜性充血。角膜透明。

问题

◆ 最有可能的诊断是什么?

◆ 诊断依据是什么?

参考答案和提示

◆ 可能的诊断 双眼春季结膜炎。

◆ 诊断 双眼春季结膜炎(睑结膜型)。

◆ 诊断依据

1. 7 岁,男性,每至春季即开始发病,秋季好转。

2. 眼奇痒难忍。

3. 眼科检查 双上睑结膜可见巨大扁平乳头,形状不一。

7 岁,男性,患儿。其母诉,两年前随父母进疆后每至春季其双眼开始发红且奇痒难忍,秋季好转。眼部检查:视力无影响,所有体征均显现在双眼睑结膜上,根据患儿的临床表现,诊断为春季结膜炎是肯定的。该病例未做辅助检查,若进行结膜刮片,在视野中可出现嗜酸性粒细胞。其治疗以局部为主即应用激素,以迅速缓解眼痒症状,但激素长期使用会产生糖皮质激素性青光眼,并发性白内障。故常用细胞膜稳定剂,即色苷酸钠眼液。

案例 2-7

患儿,男,8岁,维吾尔族,居住喀什。患儿父述"患儿双眼红、痒,有黏丝状分泌物 4 年,视物模糊 6 个月"。患儿家长述:近 4 年每逢春季,患儿就双眼发红,眼痒难忍,不停揉眼,时有畏光,天凉或到秋季好转,三年前到当地医院求诊,检查视力双眼 1.2;诊断"过敏性结膜炎",给予"复方新霉素地塞米松滴眼液",用后症状缓解,未再去过医院,但发病时经常点用该药,近半年患儿述看不清黑板上的字,逐渐加重,遂到医院检查。眼科检查:右眼视力 0.1,左眼视力 0.2,双睑结膜呈粉红色充血,血管模糊,双眼球结膜充血,污秽,角膜缘部组织污红色胶胨状增厚,呈堤坝状。双眼前房清亮,双眼瞳孔等大等圆,3mm×3mm,双眼晶体皮质浑浊,晶体后囊下浑浊,双眼底模糊视不清。

问题

◆ 最有可能的诊断是什么?

◆ 诊断依据是什么?

◆ 还需做哪些检查?

◆ 治疗方案是什么?

参考答案和提示 双眼春季结膜炎

◆ 可能的诊断 双眼春季结膜炎(角膜缘型);双眼糖皮质激素性白内障。

◆ 诊断依据

1. 患儿双眼红、痒,有黏丝状分泌物4年,春季发作,天凉或到秋季好转,用激素类药物好转,眼部检查见双睑结膜呈粉红色充血,血管模糊,双眼球结膜充血、污秽,角膜缘部组织污红色胶胨状增厚,呈堤坝状,均符合春季结膜炎(角膜缘型)的诊断标准。

2. 患者长期用激素类眼药,已诱发激素类药物的不良反应——激素性白内障;患儿述视物模糊6个月,眼科检查:右眼视力0.1,左眼视力0.2,双眼晶体皮质浑浊,晶体后囊下浑浊,双眼底模糊视不清。

◆ 还需做检查 应测量眼压,有无继发性青光眼发生;必要时散瞳检查,观察视乳头杯盘比情况。如有条件可做神经纤维层厚度分析。

◆ 治疗方案: 停用激素类药物,可用细胞膜稳定剂(如色甘酸钠或新一代药物:萘多罗米钠),或血管收缩剂(如0.1%肾上腺素溶液);或抗组胺药物(如特非那丁);如有条件,可更换居住地,可能减轻症状。该患儿的白内障需手术治疗。

临床思维:春季角结膜炎

春季角结膜炎,又名春季卡他性结膜炎、季节性卡他性结膜炎、季节性结膜炎等。青春期前起病,持续5~10年,多为双眼,男童发病率高于女童。春夏季节发病率高于秋冬两季。症状特点眼部奇痒,黏丝状分泌物,夜间症状加重,可有家族过敏史。

【病因】

病因尚不明确,很难找到特殊的致敏原,通常认为和花粉敏感有关。各种微生物的蛋白质成分、动物皮屑和羽毛也可能致敏。

【分型】

临床上分为睑结膜型、角结膜缘型及混合型3种。

1. 睑结膜型 特点是睑结膜呈粉红色,上睑结膜巨大乳头扁平,呈铺路石样排列,形状不一,包含有毛细血管丛。

2. 角结膜缘型 重要的表现是在角结膜缘有黄褐色或污红色胶样增生,以上方角膜缘明显。

3. 混合型 睑结膜和角膜缘同时出现上述两型所见。

【治疗】

春季结膜炎是一种自限性疾病,短期用药可减轻症状,长期用药则对眼部组织有损害作用。

1. 糖皮质激素 局部和全身使用,能迅速缓解眼痒症状,但要注意,长期使用会产生糖皮质激素性青光眼、白内障等严重并发症。

2. 细胞膜稳定剂 中、重度患者可使用色甘酸钠,或新一代药物:奈多罗米钠,预防病情发作。

3. 血管收缩剂 如 0.1% 肾上腺素溶液;抗组胺药物,如特非那丁;冰敷以及在有空调房间,可使患者感觉舒适。

4. 其他 患者治疗效果不佳时,可考虑移居寒冷地区。经过一系列药物治疗(血管收缩剂、抗组胺药)仍有强烈畏光以至于无法正常生活的顽固病例,使用 2% 环胞霉素眼药水,特别是 0.05%FK-506 滴眼液,有良好的治疗效果。对花粉和其他过敏原进行脱敏治疗效果尚不肯定。

复 习 题

单项选择题

1. 6 岁男童,自诉每逢春暖花开时节,即出现双眼发红奇痒。最可能的诊断是( )
   A. 春季结膜炎　　　　　　　　B. 过敏性结膜炎
   C. 急性结膜炎　　　　　　　　D. 沙眼

2. 眼部长期使用糖皮质激素会引起下列哪种并发症( )
   A. 结膜出血　　　　　　　　　B. 青光眼
   C. 角膜炎　　　　　　　　　　D. 玻璃体浑浊

3. 下列哪项是春季结膜炎的诊断依据( )
   A. 男性青年好发,季节性反复发作,奇痒
   B. 上睑结膜乳头增生呈扁平的铺路石样或角膜缘部胶样增生
   C. 显微镜下结膜刮片,每高倍视野出现超过 2 个嗜酸性粒细胞,即可做出诊断
   D. 以上都是

4. 春季结膜炎在结膜刮片下可见下列哪种细胞( )
   A. 白细胞　　　　　　　　　　B. 单核细胞
   C. 嗜酸性粒细胞　　　　　　　D. 红细胞

复习题参考答案

单项选择题

1. A　2. B　3. D　4. C

第五节 翼 状 胬 肉

案例 2-8

患者,男,65岁,农民。自诉双眼异物感3年。眼科检查:右眼视力0.8,左眼视力0.6。双眼鼻侧球结膜充血,呈三角形增厚,尖端指向角膜,右眼达角膜缘内约2mm,左眼约3mm,其余角膜透明。

问题

◆ 该患者的诊断是什么?

◆ 鉴别诊断有哪些?

参考答案和提示

◆ 根据患者的眼部检查应诊断 双眼翼状胬肉(进行期)。

◆ 需要鉴别

1. 睑裂斑 通常不充血,形态与胬肉不同,底部方向相反,且不向角膜方向发展。

2. 假性胬肉 通常有角膜溃疡或创伤病史,与附近结膜组织粘连,可在任何方位形成。

3. 泡性角结膜炎 角膜缘或球结膜处出现实性结节样小疱,其周围充血。

65岁的老年人,一直务农,自诉双眼异物感3年。眼科检查:右眼视力0.8,左眼视力0.6。双眼球结膜内眦部充血,呈三角形增厚,尖端指向角膜,右眼达角膜缘内约2mm,左眼约3mm。其余角膜透明。故诊断:"双眼翼状胬肉(进行期)"。其分为进行期和静止期,小而静止的胬肉一般不需治疗,进行期胬肉,浸及瞳孔区,可以手术治疗,但有一定的复发率。

临床思维:翼状胬肉

翼状胬肉是一种慢性炎症性病变,因形状像昆虫翅膀而得名。

【病因】

具体病因不明。多双眼发病,以鼻侧多见。

【临床表现】

一般无明显自觉症状,当病变接近角膜瞳孔区时,因引起角膜散光或直接遮挡瞳孔区而引起视力下降。眼部检查可见睑裂区肥厚的球结膜及其下纤维血管组织呈三角形向角膜浸入,可分为头、颈、体三部分。当翼状胬肉较大或手术后复发时,可妨碍眼球运动。按其发展与否,可分为进行性和静止性两型。

【诊断】

检查见睑裂区呈翼状的纤维血管组织浸入角膜即可诊断。

【需要鉴别的眼病】

1. 睑裂斑 通常不充血,形态与胬肉不同,底部方向相反,且不向角膜方向发展。

2. 假性胬肉 通常有角膜溃疡或创伤病史,与附近结膜组织粘连,可在任何方位形成。

3. 泡性角结膜炎 角膜缘或球结膜处出现实性结节样小泡,其周围充血等。

【治疗】

1. 胬肉小而静止时一般不需治疗。

2. 胬肉进行性发展,浸及瞳孔区,可以手术治疗,但有一定的复发率。资料显示复发率在 20%~30%。手术方式有单纯胬肉切除或结膜瓣转移术、胬肉切除+自体球结膜移植、胬肉切除+羊膜移植术或联合角膜干细胞移植、β 射线照射等,均可以减少胬肉复发率。

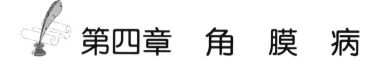

第四章　角　膜　病

第一节　细菌性角膜炎

案例 4-1

患者,男,36 岁,建筑工人,主诉:右眼溅入异物红痛,畏光伴视力下降 3 天。患者述 3 天前工作时异物溅入右眼,自行就诊于小门诊,给予冲洗右眼,次日下午出现右眼红、疼痛、畏光、流泪、视力下降,自用眼药(不详)无好转,今日症状加重来我科就诊。查体:右眼视力 0.3;左眼视力 1.0;右眼球结膜深充血,右眼角膜中央偏下可见圆形灰白色浑浊病灶,约 4mm×4mm,边界不清,中央可见溃疡面,周围角膜组织浸润水肿,前房下方见积脓,约 2mm,瞳孔 2mm×2mm,后部结构视不清。左眼查体未见阳性体征。

问题

◆ 最可能的诊断是什么?

◆ 诊断依据是什么?

◆ 需与哪些疾病鉴别?

◆ 该病例最有效的治疗方法是什么?

◆ 该病例如治疗不及时可能会出现何种严重后果?

参考答案和提示

◆ 最可能的诊断　右眼前房积脓性角膜溃疡。

◆ 诊断依据

1. 患者有右眼外伤史。

2. 外伤后很快出现右眼红痛,畏光,流泪伴视力下降。

3. 眼部体征:右眼视力 0.3,右眼球结膜深充血,右眼角膜中央偏下可见圆形灰白色浑浊病灶,约 4mm×4mm,边界不清,中央可见溃疡面,周围角膜组织浸润水肿,前房下方见积脓,约 2mm,瞳孔 2mm×2mm。

◆ 需要鉴别的疾病有

1. 铜绿假单胞菌性角膜溃疡　也多发生在角膜异物伤后或佩戴角膜接触镜的患者,但该病起病急,进展迅速,24~48h 内整个角膜都被破坏,很快发生角膜穿孔。

2. 真菌性角膜溃疡　多为植物外伤史,或长期使用抗生素及激素类眼药,症状较轻,病程长,角膜病灶大都不规则,表面粗糙,干性似"舌苔或牙膏"状,浓淡不一,有"卫星"病灶。

◆ 最有效的治疗方法

1. 局部使用抗生素是治疗细菌性角膜炎的最有效方法,最常用的是滴眼液和眼膏。急性期用强化的局部抗生素给药模式:抗生素滴眼液 15~30 分钟一次,严重时 5 分钟点一次。晚上睡觉及休息时可涂抗生素眼药膏。

2. 病情严重时,可结膜下注射抗生素及静脉或口服抗生素。该患者病情严重,除局部点眼药外,还需立即结膜下注射庆大霉素 2 万 u,次日根据病情决定是否继续结膜下注射;根据病情发展情况可酌情全身给予抗生素。

3. 还应使用 1% 阿托品散瞳及其他支持疗法。

◆ 如治疗不及时,该患者会发生角膜溃疡穿孔、眼内炎、全眼球脓炎、眼球萎缩等。

案例 4-2

患者,女,21 岁,学生,主述"左眼红,异物感,流泪 2 天,加重 1 天"。患者述 2 天前取出角膜接触镜后开始感左眼异物感,轻微发红,流泪,既往也偶有双眼发红不适感,自行缓解,故未予注意,但未再戴角膜接触镜。今晨起床后左眼症状加重,伴疼痛,畏光及眼红明显,并视物感模糊,急诊就诊。查:右眼视力 0.2,左眼视力 0.1;左眼结膜深充血,左眼角膜中央淡灰色浑浊,上皮剥脱约 2mm×2mm,周围角膜略显水肿,KP 阴性,前房清亮,瞳孔圆,3mm×3mm,对光反应略迟钝。右眼检查未见明显阳性体征。

问题

◆ 最可能的诊断是什么?

◆ 治疗方法是什么?

参考答案和提示

◆ 诊断 左眼细菌性角膜炎,双眼屈光不正。

◆ 治疗 停止佩戴角膜接触镜,局部使用抗生素眼液和眼膏、密切随访观察病情变化。用药前可做分泌物涂片或溃疡组织刮片,进行细菌培养及药物敏感试验,为诊断及治疗提供基础。

案例 4-3

患者,男,30 岁,工人,主述"左眼异物取出术后 1 日,剧烈疼痛,畏光流泪伴视物不清半日"求诊。患者述 4 月 5 日晨磨砂轮时,异物碎屑溅入左眼,感左眼摩,流泪,到附近诊所取出异物后包眼,晚睡前感左眼疼痛明显,畏光流泪,自用红霉素眼膏点眼,半夜疼痛加重,分泌物增多,左眼皮水肿明显,睁眼困难,并感左眼视物不清。4 月 6 日晨来我科就诊。

眼科检查:右眼视力 1.0,左眼视力 0.1;左眼睑水肿明显,左眼球结膜混合充血水肿,结膜囊内黄绿色脓性分泌物,角膜中下方 5mm×5mm 灰白色浸润,边界不清,中央溃疡,溃疡表浅,有黄绿色黏液性物附着,周围角膜及角膜基质弥漫浸润水肿,角膜后灰白色尘状,KP(+++),房水光(+++),左眼瞳孔2mm×2mm,左眼底结构视不见。右眼检查未见阳性体征。

问题

◆ 最可能的诊断是什么以及最终诊断靠什么决定?

◆ 治疗方法是什么?

参考答案和提示

◆ 最可能的诊断 左眼铜绿假单胞菌性角膜溃疡(或铜绿假单胞菌性细菌性角膜溃疡)。真正的病原学诊断学要做细菌培养并加药物敏感试验。

◆ 该病例治疗方法 由于铜绿假单胞菌性细菌性角膜炎起病迅速,发展迅猛,因此,需要局部及全身应用抗生素,可使用广谱抗生素局部频繁点眼,结膜下注射及静脉用药。在药物治疗前,从浸润灶刮取坏死组织,进行细菌培养及药敏试验,在治疗过程中根据细菌学检查及药敏试验结果,及时调整应用有效抗生素。

临床思维:细菌性角膜炎

【病因】

由细菌感染引起的化脓性角膜炎,病情多较急重。常见致病菌有葡萄球菌、肺炎链球菌、表皮葡萄球菌、铜绿假单胞菌等。

【临床表现】

患者多有角膜外伤史或佩戴角膜接触镜史。起病急,24~48h 即开始出现眼红、疼痛、视力下降、流泪、畏光、脓性分泌物等症状,铜绿假单胞菌感染者起病更快,发展更为迅速。眼部检查:眼睑水肿,睫状或混合充血,角膜灰白色浸润,水肿,溃疡形成,如伴有虹膜睫状体的炎性反应,可见 KP、房水光阳性、前房积脓等。

如在角膜穿孔以前病情得到控制,形成不同程度的角膜斑痕,如角膜云翳、角膜斑翳、角膜白斑;角膜穿孔后,经过治疗,病情控制,可发生粘连性角膜白斑、角膜葡萄肿、并发白内障、继发性青光眼等合并症及并发症。如不及时控制,数天内可导致角膜穿孔、眼球内容物脱出,眼内炎或全眼球脓炎,最终眼球萎缩。

【治疗】

治疗选择适当的广谱抗生素,控制感染。如用氯霉素、新霉素、庆大霉素、先锋霉素、杆菌肽、妥布霉素、多黏菌素 B 等配制的眼药水点眼,每15min 或 1~2h 点眼 1 次,必要时结膜下注射。充分散瞳,用1%~3%阿托品液或眼膏点眼,每日 1~3 次;必要时结膜下注射散瞳合剂 0.2~0.3ml,每日或隔日 1 次。其他方法如去除病灶、支持疗法等。

复 习 题

单项选择题

1. 细菌性角膜炎治疗的关键是( )

    A. 全身大剂量的抗生素   B. 散瞳

    C. 胶原酶抑制剂   D. 高浓度的抗生素滴眼液频繁滴眼

2. 感染性角膜溃疡一旦穿孔或即将穿孔,其最好的治疗是( )

    A. 治疗性角膜移植术   B. 包扎患眼

    C. 烧灼溃疡面   D. 眼球摘除术

复习题参考答案

单项选择题

1. D   2. A

第二节 真菌性角膜炎

案例 4-4

患者,男,51 岁,农民,患者因"左眼被树枝划伤后红痛,畏光伴视力下降 2 个月余"来就诊。患者述两月前下地干活时左眼不慎被树枝划伤,自行就诊于当地卫生所,给予激素和抗生素眼液滴眼两个月余,但眼红、畏光不适等症状逐渐加重,并伴视力下降。眼科检查:右眼视力 0.8,左眼视力 0.3;左眼球结膜混合充血,左眼角膜表面灰白色,致密,牙膏状浸润及溃疡灶,溃疡周围有卫星样浸润灶,前房积脓呈糊状。瞳孔 2mm×2mm,眼底视不见。右眼检查未见明显阳性体征。

问题

◆ 初步诊断及诊断依据,确定诊断的依据是什么?

◆ 治疗方法是什么?

参考答案和提示

◆ 初步诊断及诊断依据 临床上根据植物性角膜损伤后的感染史,结合角膜病灶的特征可做出初步诊断。确诊:实验室检查找到真菌及菌丝可确诊为真菌性角膜炎。如角膜刮片染色、真菌培养、角膜组织活检等。近年来,免疫荧光染色、电子显微镜、PCR 技术及角膜共焦显微镜也用于真菌性角膜炎的诊断。

◆ 治疗方法 根据需要局部及全身使用抗真菌药物治疗。现在,0.15% 两性霉素 B 和 5% 那他霉素是抗真菌性角膜炎的一线用药。近年来研究表明,免疫抑制剂环胞霉素 A 和 FK506 对真菌有抑制作用。真菌性角膜炎不宜使用糖皮质激素,药物治疗无效时考虑手术,包括清创术、结膜瓣遮盖术和角膜移植术。

临床思维:真菌性角膜炎

【病因】

为真菌直接侵犯角膜所致,常见的真菌为曲霉菌和镰刀菌属。常有农业外伤史或长期使用抗生素或糖皮质类固醇滴眼的病史。起病及经过较缓慢,充血及溃疡明显而眼部刺激症状相对轻微。

【临床特点】

溃疡边缘多不规则,与健康区角膜分界清楚,表面粗糙不平,常附有黄白色或淡黄色的菌丝苔被或溃疡面较干燥,呈豆渣或苔垢样外观的菌丝灶。还有的在病灶周围出现散在浸润的卫星灶或呈水肿状的免疫环,该环与病灶间有时还有分界沟。前房积脓,脓液黄白色且黏稠,呈块状而无液平面,角膜内皮面可见斑块及浆糊状沉着物。

【诊断】

进一步确诊可行病变组织涂片:直接镜检到菌丝或孢子物,即可确诊。还可行真菌培养:培养法可观察真菌菌落的形态、色泽,在显微镜下检查菌丝、孢子等,以便鉴别菌种和做药物敏感试验。真菌性角膜炎同时混合细菌性感染者并不少见,故应同时做细菌学检查,有条件可做角膜共焦显微镜检查,在图像上可以直接看到菌丝或孢子,阳性率可高达95%以上。该诊断方法快速而便捷。如果行穿透性角膜移植,可以行常规的病理组织学染色检查,可以在切片上发现菌丝和孢子。

【治疗】

首选抗真菌眼药水,对病情较重、小儿或不宜滴眼者,可以用氟康唑2mg/ml结膜下注射,每日1次,可取得较佳疗效。对重症患者,可口服酮康唑200mg,每日1次,或静脉滴注咪康唑10mg/kg。应用这些药物是仅限于肝功正常者,用药期间也应检查肝功,一旦有异常应立即停药。有条件者可根据其真菌菌种,鉴定选用敏感的抗真菌药。

其他治疗基本同细菌性角膜溃疡。对药物治疗无效、溃疡已波及角膜深层者应行角膜移植治疗。对行穿透性角膜移植治疗的患者,术后仍需应用抗真菌药,注意术后禁用糖皮质类固醇,1~2周后,确认感染已得到控制未再复发时,再考虑应用。

复 习 题

单项选择题

1. 治疗真菌性角膜炎的最主要药物是(　　)
   A. 庆大霉素滴眼液　　　　B. 磺胺醋酰钠滴眼液　　　　C. 链霉素滴眼液
   D. 两性霉素滴眼液　　　　E. 氯霉素滴眼液
2. 真菌性角膜炎的确诊可根据(　　)
   A. 病史　　　　　　　　　B. 刮片细胞学检查　　　　　C. 溃疡形态
   D. 刮片找到菌丝　　　　　E. 药物治疗效果

复习题参考答案

单项选择题

1. D 2. D

第三节 病毒性角膜炎

案例 4-5

患者,男,25 岁,以"右眼红、痛、异物感、流泪 1 周"来求诊。患者述发病前工作忙,经常加夜班,感身体疲乏。既往体健。眼科检查:右眼视力 0.9,左眼视力 1.0;右眼球结膜轻度混合性充血,角膜浅层浑浊,荧光素钠染色角膜病灶呈树枝状,前房清亮,瞳孔圆,3mm×3mm,眼底未查。触诊右耳前淋巴结肿大。右眼角膜知觉反射减退。左眼检查未见阳性体征。

问题

◆ 初步诊断与诊断依据是什么?

◆ 简述治疗方案。

参考答案和提示

◆ 初步诊断 右眼单纯疱疹病毒性角膜炎。

◆ 诊断依据

1. 患者发病前有工作劳累等诱因。

2. 右眼红、痛、异物感、流泪。

3. 角膜病损的特殊形态 荧光素钠染色角膜溃疡呈树枝状浑浊

4. 右眼角膜知觉反射减退。

5. 右耳前淋巴结肿大。

◆ 治疗方案

1. 局部抗病毒治疗,必要时联合全身抗病毒治疗。

2. 选用增强机体免疫功能和抗复发的药物。

3. 禁用激素。

案例 4-6

患者,女,50 岁,主述"左眼红、异物感伴视物略感模糊 3 天"。眼部检查:右眼视力 1.0,左眼视力 0.8;左侧眼睑及额部皮肤可见多个小水泡,部分已结痂,病变不超过中线,左眼球结膜混合充血,左眼角膜上皮十数个点状浸润浑浊,左眼角膜后灰色尘状 KP 阳性,左眼房水光可疑,双眼瞳孔等大等圆,对光反应灵敏。眼底未查。

　　问题
　　◆ 初步诊断与诊断依据是什么？
　　◆ 治疗方法是什么？
参考答案和提示
　　◆ 初步诊断　左眼睑带状疱疹病毒；左眼带状疱疹病毒性角膜炎；左眼继发性虹膜睫状体炎。
　　◆ 诊断依据
　　1. 三叉神经分布区的皮肤损害。
　　2. 左眼球结膜混合充血，左眼角膜上皮点状浸润浑浊。
　　3. 左眼角膜后灰色尘状 KP 阳性，左眼房水光可疑。
　　4. 必要时取疱疹内液体分离病毒或涂片查核内嗜伊红包涵体及检测血清抗体，以明确诊断。
　　◆ 治疗方法　本病缺乏敏感的抗病毒药物，综合治疗是主要的。
　　1. 抗病毒治疗同单纯疱疹病毒性角膜炎。
　　2. 选用细胞免疫增强剂，左旋咪唑和转移因子等。
　　3. 合并葡萄膜炎或有盘状角膜炎者，可酌情局部应用糖皮质类固醇滴眼。

临床思维：病毒性角膜炎

一、单纯疱疹病毒性角膜炎

　　单纯疱疹病毒性角膜炎（HSK）为典型的三叉神经节和（或）角膜内潜伏单纯疱疹病毒感染疾病。

【病因】

　　机体细胞免疫功能降低或缺损与本病的发生密切相关。上呼吸道感染、热病、精神刺激等常为发病诱因。有多次复发的病史；病程迁徙，抗生素治疗无效；应用糖皮质类固醇可使病情恶化；常有特定的复发诱因，如上呼吸道感染、热病等。

【临床特点】

　　角膜刺激症状一般较细菌性角膜溃疡为轻。角膜病灶有特殊形态，如树枝状、地图状或盘状等。病损多靠近角膜中央区，角膜知觉减退。复发病灶可见新生血管与其相连。

【诊断要点】

　　反复发作的病史，角膜病损的特殊形态，血液 T 淋巴细胞及其亚群检测与正常人相比有明显降低，病灶标本病毒分离和免疫组织化学检查有一定阳性率等，可做出该病病因学诊断。近年来使用的快速病因诊断方法，如抗 HSV 的单克隆抗体和使用 PCR（多聚酶链反应技术），对分泌物和泪液或病灶刮片行快速实验室诊断，有较高阳性率。

【治疗】

滴用抗病毒眼药水,如0.1%阿昔洛韦滴眼液、0.05%环胞苷(安西他滨)眼液等;选用增强机体免疫功能和抗复发的药物,如左旋咪唑、转移因子、干扰素诱导剂、胸腺素、卡介苗等。对重症患者或反复发作者,静脉滴注抗病毒药物;对上皮修复慢者,可以考虑应用自家血清滴眼,每日4~6次。糖皮质类固醇能激活病毒、诱发混合感染、提高胶原酶活性、抑制角膜基质纤维细胞再生及抑制胶原纤维和黏多糖合成,故在上皮型及基质层型有溃疡者禁用。对非溃疡型基质病灶,过强的免疫反应性水肿浸润者,可与抗病毒药并用。

穿透性角膜移植术:对反复发作的稳定期病变并视力低于0.1者,有助于增视及降低复发率;对久治不愈的活动期病变和穿孔者,可保存眼球和恢复视功能。

二、带状疱疹病毒性角膜炎

本病为潜伏性病毒感染性疾病,静止期带状疱疹病毒潜伏于三叉神经节中,在机体细胞免疫力下降及外界刺激激发下而复发,但一般一次感染获得终身稳定的免疫,很少再发。

【临床表现】

1. 沿三叉神经末梢分布区域的皮肤上,出现串珠状的疱疹,皮肤损害不超过身体中线。全身可有发热或头痛。疱疹出现前常有神经痛,疱疹干枯后结痂。

2. 角膜炎可表现为点状、线状、树枝状及基质层角膜炎或盘状角膜炎,角膜知觉减退或完全消失。

3. 常伴发葡萄膜炎。

【治疗】

本病缺乏敏感的抗病毒药物,综合治疗是主要的。抗病毒药物用法同单纯疱疹病毒性角膜炎。目前,多选用0.1%阿昔洛韦眼药水滴眼;全身应用细胞免疫增强剂,左旋咪唑和转移因子等;全身支持疗法及对症治疗;合并葡萄膜炎或有盘状角膜炎者,可酌情局部应用糖皮质类固醇滴眼,散瞳、热敷、口服消炎痛(吲哚美辛)等。

复 习 题

单项选择题

1. 单纯疱疹病毒可引起哪些疾病,除了( )

  A. 树枝状角膜炎   B. 地图状角膜炎   C. 盘状角膜炎

  D. 坏死性角膜基质炎   E. 蚕食性角膜溃疡

2. 下面哪一种药物不能用于树枝状和图状角膜溃疡的治疗( )

  A. 阿昔洛韦   B. 三氟胸腺嘧啶核苷   C. 安西他滨

  D. 碘苷   E. 糖皮质激素

复习题参考答案

单项选择题

1. E　2. E

第四节　暴露性角膜炎

案例 4-7

患者,女,20 岁,因"车祸伤昏迷 1 个月,双眼红,眼分泌物多一周"为主诉入院。外科请求眼科会诊。查:双眼视力无法检查,双眼睑闭合不全,暴露下方 1/3 角膜,双眼球结膜睫状充血,双眼下方角膜片状灰白色浑浊,双眼前房清亮,双眼瞳孔圆,3mm×3mm,对光反应消失。

问题

◆ 初步诊断是什么?

◆ 诊断依据是什么?

◆ 该如何治疗是什么?

参考答案和提示

◆ 初步诊断　双眼暴露性角膜炎;双眼睑闭合不全。

◆ 诊断依据

1. 患者有昏迷病史。

2. 双眼睑闭合不全。

3. 暴露下方 1/3 角膜,双眼球结膜睫状充血,双眼下方角膜片状灰白色浑浊,典型眼部体征。

◆ 治疗

1. 针对病因治疗,尽早使患者恢复知觉。

2. 局部应用抗生素眼药水或眼膏,以防继发感染。

3. 双眼可制作湿房,或在结膜囊内涂用眼膏,保护角膜。

4. 如患者暂时不能苏醒,可缝合睑裂,保护角膜。

临床思维:暴露性角膜炎

【临床表现】

指上、下睑不能闭合或闭合不全,使眼球暴露在外的一种体征,俗称"兔眼"。常见于严重睑外翻,面神经麻痹,先天性眼睑缺损,眼球增大或眶内容增加(如先天性青光眼、角膜葡萄肿、眶内肿瘤及甲状腺机能亢进等),全身麻醉、昏迷或衰竭的患者(因角膜失去知觉,瞬目反射消失)。因结角膜长期暴露,结膜充血肥厚,角膜干燥浑浊,上皮脱落,出现角膜溃疡,称暴露性角膜炎。易继发细菌感染,形成细菌性角膜溃疡,病情可急剧恶化。重者可失明。

【治疗】

主要针对病因治疗为主,如瘢痕性睑外翻可手术矫治。对病因暂时无法去除的,应在结膜囊内涂用眼膏,或制作湿房,尤其睡眠时更为必要,以保护角膜。对重度睑裂闭合不全,可缝合外侧部睑裂,以缓解闭合不全症状。面瘫患者可做暂时性睑裂缝合。还可佩戴亲水软性角膜接触镜。局部应用抗生素眼药水或眼膏,以防继发感染。如有感染则按细菌性角膜溃疡处理。对病因去除后角膜仍有瘢痕性浑浊影响视力者,可以行穿透性角膜移植术。

复 习 题

单项选择题

1. 暴露性角膜炎的治疗关键是( )
   A. 睑缘缝合　　　　　　B. 抗生素消炎　　　　　　C. 去除暴露原因
   D. 眼罩遮盖　　　　　　E. 戴软性角膜接触镜
2. 张某,诊断为暴露性角膜炎,以下哪项不是病因( )
   A. 眼睑缺损　　　　　　B. 第Ⅶ对颅神经麻痹　　　C. 睑外翻
   D. 眼球突出　　　　　　E. 第Ⅴ对颅神经麻痹

复习题参考答案

单项选择题

1. C　2. E

第五章 白 内 障

案例 5-1

患者,男,76岁,因双眼视力逐渐下降3年就诊。患者近3年来双眼视力逐渐下降,无痛及其他不适,既往身体健康,无眼疾史及家族史,否认外伤史。眼科检查:右眼视力,手动,左眼视力0.2,双眼泪道通畅,双角膜明,前房清亮,瞳孔圆正,光敏。右眼晶体皮质全浑浊,左眼皮质部分浑浊,见少量水裂及虹膜投影。右眼眼底视不入,左眼眼底模糊,未见异常。双眼压为17.55mmHg。

问题

◆ 此为何种疾病?

◆ 如何分型、分期?

◆ 最佳治疗方案,还需做哪些检查?

参考答案和提示

◆ 年龄相关性皮质性白内障。

◆ 右眼成熟期,左眼未熟期。

◆ 白内障摘除+人工晶体植入术。还需做眼电生理,眼科A/B超检查。

临床上晶体浑浊,影响视力<0.7,诊断为白内障。年龄相关性白内障是首位导致失明的眼疾。随着人类寿命的延长,年龄相关性白内障疾病的发生率呈上升趋势。

该病例患者年龄76岁既往身体健康,无眼疾史及家族史,否认外伤史。双眼晶体均见浑浊,但程度不同,双眼眼压正常,双眼底模糊,符合年龄相关性白内障发病特点。白内障目前病因不清。因此无特效药物,也就是说,药物治疗白内障无确切疗效。白内障现代囊外摘除+人工晶体植入术与白内障超声乳化+人工晶体植入术是当前白内障治疗的主要手段。根据当地的技术力量、设备情况开展相应的白内障复明手术。

案例 5-2

患者,女,68岁,双眼视力逐渐下降5年,否认眼疾史、外伤史及家族遗传病史。眼科检查:右眼视力0.2,左眼视力0.3。双眼角膜明,前房清亮,瞳孔圆正,晶体呈棕红色浑浊,眼底未见明显异常。双眼压为15mmHg。

问题

◆ 何种眼疾?

◆ 如何分期分型?

◆ 治疗方案怎样?

参考答案和提示

◆ 年龄相关性白内障。

◆ 年龄相关性核型白内障。

◆ 手术治疗,白内障超声乳化+人工晶体植入术。

年龄相关性白内障是临床上最常见的类型,多发生在 40 岁以上的人群中。50 岁以上人群中发病率明显增高。以视力无痛性下降为主要症状,以晶体浑浊为主要特征。检查未见未发病眼及全身异常。除外并发性白内障、外伤性白内障、先天性白内障等情况之外的与年龄相关的白内障,既往也称为老年性白内障。

案例 5-3

患儿,男,6 个月,出生 3 个月后家长发现患儿右眼仁发白,逐渐全浑浊。患儿为足月顺产。母亲怀孕头 3 个月有感冒病史。家长及亲属中未见有家族遗传病史。眼科检查:视力不合作,查双眼角膜明,前房清亮,瞳孔圆正,右眼晶体皮质全浑浊,左眼晶体透明,右眼眼底视不入,左眼眼底未见明显异常。

问题

◆ 何种眼疾?

◆ 分期分型如何?

◆ 治疗方案是什么?

参考答案和提示

◆ 右眼先天性白内障。

◆ 右眼先天性全白内障。

◆ 手术治疗摘除白内障,两岁后行人工晶体植入术,注意弱视训练。

案例 5-4

患儿,女,5 岁,因右眼视力不佳 1 周就诊。眼科检查:右眼视力 0.5,左眼视力 1.0。查双眼角膜明,前房清亮,瞳孔圆正,右眼晶体前极团浑浊,左眼晶体透明,双眼眼底未见明显异常。双眼眼压 15mmHg。

问题

◆ 何种眼疾?

◆ 分期分型如何?

◆ 治疗方案是什么?

参考答案和提示

◆ 右眼先天性白内障。

◆ 右眼先天性前极性白内障。

◆ 矫正屈光、防治弱视、随访。

先天性白内障由遗传因素、病毒感染、药物、微波、放射线及不明原因等多种因素造成。患儿白内障且为单眼,是儿童形成斜视、弱视的原因之一。目前患儿视力0.5,已经5岁,可能已形成弱视。先行屈光检查、弱视训练,经6个月~1年的治疗后,如效果不佳,可讲明效果,必要时摘除白内障+人工晶体植入。但术后仍需弱视训练,效果难以预测。

案例5-5

患者,男,34岁,工作中不慎被铁丝扎伤右眼1h。右眼视物不清,眼痛、流泪。X线检查:未见眼内金属异物。眼科检查:右眼视力0.1,左眼视力1.0。右眼混合充血(++)右眼角膜中央可见穿伤道2mm×2mm。前房浅,瞳孔约3mm×3mm,晶体前囊中央破损,晶体皮质部分浑浊,内眼视不清。眼压右眼 Tn_{-1},左眼未见异常。

问题

◆ 何种眼疾?

◆ 需做哪些检查?

◆ 治疗方案是什么?

参考答案和提示

◆ 右眼角膜穿通伤、右眼外伤性白内障。

◆ 做眼电生理、眼眶CT、眼科A/B超。

◆ 急诊行右眼角膜穿伤缝合+右眼外伤性白内障摘除+人工晶体植入术。

患者右眼由于外伤导致右眼球穿通伤-右眼角膜穿伤、右眼外伤性白内障。为除外眼内异物,可进一步行眼眶CT、眼科A/B超,同时了解眼内是否有出血、感染、异物等情况,同时测定人工晶体度数。注意有发生交感性眼炎的可能性,并且抗炎、止血,观察眼底。日后视力恢复情况难以预测。

案例5-6

患者,男,68岁,因双眼视力下降2年,糖尿病15年就诊。眼科检查:右眼视力0.08,左眼视力0.1,查双眼角膜明,前房清亮,瞳孔圆正,晶体后囊下大部分皮质浑浊,右>左,双眼眼底模糊。双眼眼压17mmHg。

问题

◆ 何种眼疾?

◆ 分型如何?

◆ 治疗方案及需做哪些检查?

参考答案和提示

◆ 双眼白内障。

◆ 糖尿病合并年龄相关性白内障。

◆ 建议手术治疗。还需行全身及局部检查:血糖、血压和心电图等。眼部行泪道、眼电生理、眼底造影、眼科A/B超。

案例 5-7

患者,男,58 岁,因精神病 20 年,长期服用氯丙嗪药物,近 3 年来双眼视力下降。眼科检查:右眼视力 0.3,左眼视力 0.25,查双眼角膜明,前房清亮,瞳孔圆正,双眼晶体浑浊,晶体前见部分色素附着,双眼眼底未见明显异常。双眼眼压 15mmHg。

问题

◆ 何种眼疾?

◆ 分型如何?

◆ 治疗方案及需做哪些检查?

参考答案和提示

◆ 双眼白内障。

◆ 药物中毒性白内障。

◆ 手术治疗:白内障摘除术+人工晶体植入术。必要时停用氯丙嗪。

案例 5-8

患者,男,8 岁,患儿先天性白内障。右眼白内障摘除+人工晶体植入术后半年,右眼视力下降 3 个月。眼科检查:右眼视力 0.1,左眼视力 1.0,右眼角膜明,前房清亮,瞳孔圆正,人工晶体在位,后囊膜呈灰白色薄厚不均机化膜。眼底视不清。

问题

◆ 何种眼疾?

◆ 治疗方案如何?

参考答案和提示

◆ 右后发性白内障。

◆ Nd:YAG 激光行后囊膜截开术。如后囊过厚激光无法切开,可行手术截开后囊膜。

案例 5-9

患者,男,58 岁,从事放射工作 30 余年,双眼视力下降 3 年余。眼科检查:右眼视力 0.1,左眼视力 0.3,双眼角膜明,前房清亮,瞳孔圆正,双眼晶体皮质浑浊,双眼眼底未见明显异常。双眼眼压 15mmHg。

问题

◆ 何种眼疾?

◆ 治疗方案是什么?

参考答案和提示

◆ 放射性白内障。

◆ 白内障摘除术+人工晶体植入术。

案例 5-10

患者,男性,62 岁,右眼抗青光眼术后 5 年,右眼视力下降 2 年。眼科检查:右眼视力 0.08,左眼视力 1.0,查右眼上方结膜滤过泡弥散,无充血。双眼角膜明,前房清略浅,右上方虹膜周切口可见,右眼晶体大部分皮质灰白色浑浊。眼压:右眼 12mmHg,左眼 16mmHg。

问题

◆ 何种眼疾?

◆ 最佳治疗方案是什么?

参考答案和提示

◆ 右眼并发性白内障 右眼抗青光眼术后。

◆ 行右眼白内障摘除术+人工晶体植入术。

临床思维:白内障

晶体浑浊,影响视力<0.7,才在临床上有意义。年龄相关性白内障,多见于 40 岁以后的人群中,既往称为老年性白内障。病因不确切。目前认为氧自由基损伤是年龄相关性白内障的首要危险因素。年龄相关性白内障的主要症状是视力逐渐下降,有时出现单眼复视现象或近视表现。视力下降的程度与晶体浑浊的程度及位置密切相关。

【皮质性白内障】

该类型是最常见的类型。表现为晶体周边皮质开始出现浑浊。此型白内障进展速度各异,有人可长期无改变,有人可短期即影响生活和工作。可作如下分期:

1. 初发期 常需要在散瞳后才可发现晶体周边的皮质开始出现楔形浑浊,由周边向中央逐渐扩展。可见晶体皮质水化、空泡、裂隙等。此期因为发展至瞳孔区,对视力无明显影响。

2. 未熟期 又称膨胀期。晶体皮质大部分浑浊。但仍可见一部分透明皮质存在。晶体浑浊呈不均匀状态,虹膜投影是此期特征性体征。由于晶体渗透压的改变,吸收水分晶体体积变大。虹膜前移,前房变浅,可诱发青光眼急性发作,需手术摘除白内障。此期患者视力明显下降至指数、手动。

3. 成熟期 此期晶体全浑浊,虹膜投影消失,晶体水分逸出,肿胀消退,体积恢复正常。前房深度恢复正常。此期视力可至光感。患者病情进展速度有很大差异。发展至此期可经历数月或数十年。

4. 过熟期 成熟期的白内障经过较长时间,晶体纤维液化,呈乳糜状,囊膜收缩,晶体核失去支撑而下沉,瞳孔区较前清亮,视力反而有所升高。此期由于液化的晶体皮质通过囊膜溢出至前房内,晶体蛋白阻塞房角继发青光眼-晶体溶解性青光眼。此时药物治疗无效,必须手术摘除晶体。此时渗透至前房的晶体蛋白,具有抗原性,可产生自身免疫反应,出现前葡萄膜炎、晶体过敏性眼内炎,患者角膜水肿,羊脂状 KP,瞳孔广泛后黏连、渗出。此时需紧急手术摘除晶体。此期还有可能发生晶体囊膜破裂,晶体核逸出。晶状体悬韧带断裂、晶体脱位都可以继发青光眼,需紧急手术,摘除晶体。

此型白内障手术时机选择在视力 0.3~0.4 时,影响患者工作和生活时即可手术,药物治疗无确切的效果。

【核型白内障】

此型白内障发病年龄较早,病情进展缓慢,可达几年或几十年。晶体胚胎核开始浑浊较为多见,核颜色逐渐加深,由黄色→棕色→黑色。起初因核密度增加,出现屈光指数性近视,可达 5~10D。周边视力与中心视力不同,可出现复视或多视现象。在核浑浊的基础上,可发生皮质浑浊。治疗仍以手术为主。

【后囊下白内障】

此型发生在晶体后囊下浅皮质,出现浑浊多从中央区开始,由密集的小点状组成,有小空泡和微晶样颗粒,外观呈"锅巴状"浑浊。即使核及大部分皮质透明,也可严重影响视力。多需要散瞳检查,方能确诊。后期常合并皮质型或核型白内障,演变为全白内障,治疗同皮质型白内障。

【先天性白内障】

出生后 1 年内发生的晶体部分或者完全浑浊称为先天性白内障。因发生在 1 岁内,又称为婴幼儿白内障,可单眼发病也可双眼发病。可伴或不伴全身及眼部异常。先天性白内障的病因:遗传性和非遗传性。

1. 遗传因素 可出现家族病史,常为常染色体显性遗传,可为隔代遗传。

2. 非遗传因素 研究表明母亲在妊娠期前 2~3 个月的感染,是导致白内障发生的不可忽视的重要因素,此时晶体囊膜未发育完全,不能抵御病毒的侵犯,晶体蛋白合成活跃,病毒感染可严重影响晶状体上皮细胞的生长发育,从而是晶体浑浊。在妊娠后期,晶体囊膜发育完全,保护晶体免受病毒的影响,发生白内障则很少,以风疹病毒感染最多见。母亲妊娠期接触 X 线、微波、药物,如磺胺类、激素类,在头 3 个月都有一定影响。母亲在孕期患有糖尿病、甲状腺功能减低、维生素缺乏,也可造成先天性白内障。

先天性白内障的眼部表现,可以是晶体完全浑浊,也可以是晶体某部位局部浑浊。浑浊可以是静止的,也可以是进展的。

先天性白内障的治疗:对静止期视力影响不大的白内障可以观察。对单眼或全白的白内障或位于视轴、后极部的白内障,应在 6 个月内尽早手术。为防止后发障的发生,可行晶体后囊截开术。2 岁后行人工晶体植入术。在未植入人工晶体时,要积极矫正屈光,弱视训练,并且持之以恒。

【外伤性白内障】

见于由于外力的作用,导致晶体代谢及晶体内环境的改变而发生的白内障。常见于男性、少年儿童、青壮年。主要分为机械性及物理性损伤,如撞击、穿通、电击、辐射等因素。

由于晶体代谢的内环境改变,如晶体囊膜破裂、房水渗入晶体皮质中,均可导致白内障。对视力的影响,取决于浑浊的部位、大小及囊膜是否破裂。

如一次性损伤导致静止局限性白内障,对视力影响不大的,可以随访观察。如果浑浊明显或晶体囊膜破损,晶状体皮质溢出,可导致继发性青光眼、葡萄膜炎,如合并眼内异物,则需立即手术摘除晶体及异物。术后抗炎观察。

【代谢性白内障】

常见糖尿病、高乳糖血症、甲减、肝豆状核变性等。糖尿病性白内障分为:真性糖尿病性白内障和糖尿病患者年龄相关性白内障。

当血糖升高时,晶体内葡萄糖增加,醛糖还原酶被激活,葡萄糖转化为山梨醇。在晶体内聚集,是晶体内渗透压升高,水分进入晶体内,纤维肿胀、破裂,形成囊泡和水裂,出现近视表现。当部分患者血糖得以控制时,上述情况可以减轻。但长期下去,最终发展为白内障、晶体皮质及核浑浊。真性糖尿病性白内障多见于 I 型糖尿病患者。

假性糖尿病性白内障与年龄相关性白内障不易鉴别,可能其白内障的进展的速度会更快些。其临床表现特点类似于年龄相关性白内障。治疗控制血糖后,行白内障摘除+人工晶体植入术,术中术后易出血、感染、葡萄膜炎反应,应积极控制。

【药物及中毒性白内障】

患者常有明确的药物及毒物接触史。局部用药常见缩瞳剂、糖皮质激素。精神病患者长期服用氯丙嗪,以及工业生产中使用三硝基甲苯、二硝基酚以及 TNT 制造工人。局部使用眼药出现晶体浑浊,停药后可静止或减轻。口服制剂晶体浑浊逐渐向深部发展,最终形成全白内障。

【后发性白内障】

见于白内障术后,新增生于后囊下的珍珠小体或灰白色激化膜,及外伤性白内障部分皮质吸收后,形成薄饼状的白内障。

白内障摘除术后青少年发生后发障的几率几乎 100%,中老年发生率约 10%,并且有的发生前囊膜的浑浊,囊口收缩。

施行白内障摘除术应注意清除干净晶体皮质,抛光后囊膜,减轻后发障的发生。已发生的后发障可行 Nd. YAG 激光截开后囊膜。如后囊较厚,可行手术截开后囊膜。

【并发性白内障】

该病是由于眼部疾患而导致的晶体浑浊。由于晶体代谢内环境改变,而导致晶体代谢障碍。晶体皮质浑浊而产生并发性白内障。常见于高度近视、青光眼、前葡萄膜炎、角膜溃疡、网脱、视网膜色素变性、玻璃体切割术后青光眼等。根据患者眼疾史,诊断并发性白内障不难。治疗的关键是控制原发病,影响视力、生活、工作者,可行白内障摘除+人工晶体植入术。

复 习 题

一、单项选择题

1. 常见的白内障类型是( )

    A. 先天性白内障   B. 代谢性白内障

    C. 中毒性白内障   D. 年龄相关性白内障

2. 长期成熟的白内障,突然发生急性青光眼,应首先考虑(　　)
    A. 晶体溶解性青光眼　　　　　　　B. 视网膜脱离
    C. 眼内出血　　　　　　　　　　　D. 视神经炎

3. 散瞳后,应用检眼镜彻照法,可在眼底红光反射中,看到轮辐状浑浊阴影的是(　　)
    A. 皮质性白内障初发期　　　　　　B. 皮质性白内障成熟期
    C. 皮质性白内障膨胀　　　　　　　D. 皮质性白内障过熟期

4. 可诱发急性闭角型青光眼的是(　　)
    A. 皮质性白内障初发期　　　　　　B. 皮质性白内障成熟期
    C. 皮质性白内障膨胀期　　　　　　D. 皮质性白内障过熟期

5. 早期出现明显视力障碍的是(　　)
    A. 核型白内障　　　　　　　　　　B. 晶体溶解性青光眼
    C. 后囊膜下白内障　　　　　　　　D. 皮质性白内障的膨胀期

6. 先天性白内障最早实施人工晶体植入术的时机是(　　)
    A. 1 岁以内　　　　　　　　　　　B. 2 岁
    C. 3~7 岁　　　　　　　　　　　　D. 7~13 岁

7. 有手足搐搦、骨质软化、白内障 3 项典型改变的是(　　)
    A. 糖尿病性白内障　　　　　　　　B. 半乳糖性白内障
    C. 手足搐搦性白内障　　　　　　　D. 并发性白内障

8. 有关糖尿病性白内障叙述错误的是(　　)
    A. 糖尿病的并发症　　　　　　　　B. 发生晚,进展缓慢,不易成熟
    C. 当血糖升高时形成近视　　　　　D. 当血糖降低时形成远视

9. 青光眼可引起下列哪种白内障(　　)
    A. 糖尿病性白内障　　　　　　　　B. 半乳糖性白内障
    C. 并发性白内障　　　　　　　　　D. 中毒性白内障

10. 下列后发性白内障说法哪些错误(　　)
    A. 可发生于白内障囊外摘除术后　　B. 儿童期白内障术后几乎均发生
    C. 常伴有虹膜后粘连　　　　　　　D. 影响视力的程度与后囊膜浑浊程度无关

11. 白内障术前检查包括(　　)
    A. 血压、血糖　　　　　　　　　　B. 心电图、胸透
    C. 血、尿、便常规　　　　　　　　D. 以上都是

12. 不能引起并发性白内障的是(　　)
    A. 视网膜色素变性　　　　　　　　B. 视网膜脱离
    C. 巩膜炎　　　　　　　　　　　　D. 高度近视

13. 晶状体囊外摘除术后,后囊膜发生浑浊称为(　　)
    A. 瞳孔膜闭　　　　　　　　　　　B. 后发性白内障
    C. 假性白内障　　　　　　　　　　D. 并发性白内障

二、多项选择题

1. 有关真性糖尿病性白内障叙述正确的是(　　)

A. 多发生于幼年型糖尿病患者　　　　　B. 多为双眼发病

C. 发生较早,进展较快　　　　　　　　D. 可伴有屈光变化

2. 患者视力降至眼前手动,眼底不能窥入,为下列哪种白内障的表现(　　)

A. 皮质性白内障初发期　　　　　　　　B. 皮质性白内障成熟期

C. 皮质性白内障膨胀期　　　　　　　　D. 皮质性白内障过熟期

复习题参考答案

一、单项选择题

1. D　2. A　3. A　4. C　5. C　6. B　7. C　8. B　9. C　10. D　11. D　12. C

13. B

二、多项选择题

1. ABCD　2. BD

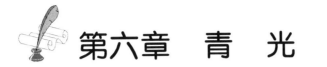

第六章 青 光 眼

第一节 原发性急性闭角性型青光眼

案例6-1

患者,女,62岁,小学教师。2天前因丈夫去世出现右眼胀痛难忍,伴有同侧偏头痛及恶心、呕吐。入院时右眼视力减退至眼前手动。左眼视力1.0。眼科专科检查发现:右眼球坚硬如石,眼压65mmHg,混合性充血明显。角膜呈雾样水肿,瞳孔呈卵圆形散大,且呈绿色外观。前房浅,前房角闭塞。眼底不能看清。左眼前房浅,其余结构未见异常。

问题

◆ 该患者诊断为何种眼病?

◆ 该患者应进行哪些鉴别诊断?

◆ 该患者应如何进行治疗?

参考答案和提示

◆ 该患者诊断为右眼急性闭角型青光眼。诊断主要根据以下几点:

1. 自觉症状 伴有剧烈的眼胀痛、头痛、恶心、呕吐等。

2. 视力急剧下降。

3. 眼压突然升高,表现为眼球坚硬如石。

4. 混合性充血明显。

5. 角膜呈雾样水肿,瞳孔呈卵圆形散大,且呈绿色外观。

6. 前房浅,前房角闭塞。

◆ 鉴别诊断 急性闭角型青光眼急性发作时,伴有剧烈头痛、恶心、呕吐等,有时忽略了眼部症状,而误诊为急性胃肠炎或神经系统疾病。急性发作期又易与急性虹膜睫状体炎或急性结膜炎相混淆。

◆ 治疗:急性闭角型青光眼是容易致盲的眼病,必须紧急处理。其治疗原则是:①应先用缩瞳剂,β-肾上腺能受体阻滞剂及碳酸酐酶抑制剂或高渗剂等迅速降低眼压,使已闭塞的房角开放;②眼压下降后及时选择适当手术以防止再发。

1. 药物治疗

(1)局部治疗:

1)缩瞳剂:缩瞳药使瞳孔括约肌收缩,瞳孔缩小,将周边虹膜拉平,与小梁网分开,房角得以重新开放,房水能顺利排出。常用缩瞳药物有:①1%~2%毛果云香碱(匹罗卡品,pilocarpine),对发病不久的病例,常用1%~2%毛果云香碱每15min滴眼1次,连续2~

3h,至瞳孔缩小接近正常时,可改为 1~2h 1 次,或每天 4 次。② 0.25%~0.5% 毒扁豆碱(依色林 eserino),缩瞳作用比较强,有人主张在发作期开始半小时内先滴毒扁豆碱 4~5次,然后再滴毛果云香碱,治疗效果较好,也可与毛果云香碱交替使用。但由于此药有刺激性,不宜长期使用,如频繁点眼易引起局部充血,并有招致眼压升高的危险,故应慎用。此药宜放置有色瓶中避光保存,若已变色不可再用。

2) β-肾上腺素能受体阻滞剂:常用 0.25%~0.5% 噻吗洛尔眼液。

(2) 全身治疗:

1) 碳酸酐酶抑制剂:能抑制睫状突中碳酸酐酶的产生,从而减少房水的生成,使眼压下降。常用的有:①醋氮酰胺或称乙酰唑胺(diamox),首次剂量 500mg,以后每 6h 1 次,每次 250mg,服用 1h 眼压开始下降,可持续 6~8h。此药系磺胺类衍生物,故应服等量的碳酸氢钠,服此药后钾离子排出增加,有产生手足麻木的不良反应,应服 10% 氯化钾溶液10ml,每日 3 次。此药虽可暂时降低眼压,却无开放已闭塞房角的作用,容易造成治愈错觉,失去早期手术治疗的时机,以致造成房角永久粘连。因此对急性闭角青光眼患者不宜长期使用,且应与缩瞳剂合并使用。②双氯磺胺或称二氯苯磺胺,又称眼压平(daranide),首剂 100mg,以后每次 25~50mg,每 6~8h 进 1 次,不良反应较醋氮酰胺轻。

2) 高渗疗法:高渗溶液可增加血浆渗透压,将眼球内的水分排出,眼压随之下降。高渗药物降压的作用迅速,但不能阻止房角粘连,故必须与缩瞳药同时应用。①甘油:为一种简便、安全的高渗降压药,每公斤体重 1~1.5g,加等量生理盐水,一次服下,一般剂量为50% 溶液 100~150ml,服后半小进开始降压,可维持 4~6h,部分患者服后发生口渴、恶心、上呼吸道烧灼和头昏症状,但为时短暂,且可耐受。严重呕吐及糖尿病患者不宜用。②甘露醇:每公斤体重 1~2g,静脉滴注,一般为 250~500ml,在 30~60min 内滴完,滴注后半小时眼压开始下降,可维持 3~4h。静脉输入甘露醇后可出现多尿、口渴或颅内压降低所引起的恶心、头痛、头昏等症状,这些症状在输液停止后迅速消失。③尿素:每公斤体重 1~1.5g 计算,用 10% 转化糖配成 30% 溶液,以每分钟 45~60 滴做静脉滴注,滴注后半小时眼压开始下降,可维持 5h,做静脉注射时,切不可漏出血管之外,否则易致组织坏死。尿素是所有高渗药物中作用最强者,但不良反应较大如头痛、血压突然升高等,对有严重心、肝、肾疾病及高血压患者禁用。④50% 高渗葡萄糖 100ml 静脉推注,有心、肾疾病及糖尿病者禁用。

3) 其他药物:①消炎痛(吲哚美辛):有抑制前列腺素合成的作用,具有消炎、解热、止痛作用。因此术前用消炎痛(吲哚美辛)25mg,3 次/日,对减轻术后反应及降低眼压均有一定作用。②呕吐剧烈者可肌内注射氯丙嗪 25mg。烦躁不安者可用苯巴比妥 0.03~0.1g 口服或肌内注射,疼痛剧烈者可用吗啡 10ml 皮下注射。

2. 手术治疗 急性闭角型青光眼虽可用药物治疗使急性发作缓解,达到短期降压的目的,但不能防止再发。因此眼压下降后应根据病情,特别是前房角情况,尽快选择周边虹膜切除术或滤过性手术。若停药 48h 眼压不回升,房角功能性小梁网 1/2 以上开放以及青光眼临床前期,可施行周边虹膜切除术。对于眼压控制不到正常范围,房角已发生广泛前粘连者,应考虑做滤过性手术或小梁切除术。

临床思维:原发性急性闭角型青光眼

【鉴别诊断】

急性闭角型青光眼急性发作时,伴有剧烈头痛、恶心、呕吐等,有时忽略了眼部症状,而误诊为急性胃肠炎或神经系统疾病。急性发作期又易与急性虹膜睫状体炎或急性结膜炎相混淆,现将三者的特点列表于下以资鉴别(见表6-1)。

表6-1 急性闭角青光眼与急性虹膜睫状体炎及急性结膜炎的鉴别诊断

	急性闭角型青光眼	急性虹膜睫状体炎	急性结膜炎
视力	极度下降	不同程度减退	正常
症状	眼球剧痛,头疼,恶心呕吐	畏光流泪,眼球及眼眶深部疼痛,睫状体区压痛	异物感,灼热感,黏脓性分泌物
充血	眼前部淤血	混合充血	结膜充血
角膜	雾状浑浊	轻度或无水肿	透明
KP	尘状色素性	灰白色KP,大小不等	无
前房	变浅,房水有闪辉	明显的房水闪辉	正常
瞳孔	垂直性椭圆形扩大,对光反应迟钝,无后粘连	缩小,对光反应迟钝,有虹膜后粘连	正常
晶体	部分有青光眼斑	前囊有渗出	正常
房角	闭塞	开放或闭塞	正常
眼压	显著升高	多数正常或偏高	正常

第二节 原发性慢性闭角型青光眼

案例 6-2

患者,男,62岁,退休后,整天与电视机为伴。最近半年以来,每看完电视,便感到两眼发胀、头痛,有时看东西也感觉模糊不清,经过睡眠或充分休息后,症状消失。几天前,患者傍晚看灯光时眼前出现像彩虹一样的光圈。去医院做常规眼科检查发现:双眼视力0.7,矫正视力双眼1.0。眼压测量:右眼45mmHg,左眼40mmHg。双眼外眼正常,角膜清亮透明。周边部前房浅,中央前房深度接近正常。双眼房角均为窄角(中等狭窄),有程度不同的虹膜周边前粘连。眼底检查:右眼视盘颜色较左侧视盘淡,右视盘垂直径C/D值(杯盘比)=0.7,左眼C/D=0.6。

问题

◆ 该患者诊断为何病?

◆ 为明确诊断,该患者还要进行哪些辅助检查?

◆ 该患者如何进行治疗

参考答案和提示

◆ 该患者诊断为双眼慢性闭角型青光眼。

◆ 为明确诊断,该患者还要进行下列辅助检查:观察高眼压和正常眼压下的前房角状态,将有助于与开角型青光眼的鉴别。有条件时可行 UBM(超声生物显微镜)检查,要进行视野检查等。

◆ 该患者的治疗:

1. 药物治疗 药物可使高眼压暂时缓解,但不能阻止病变的继续发展,有些患者甚至在坚持用缩瞳剂治疗情况下,仍会出现眼压急性升高。

2. 手术治疗 早期,周边虹膜后粘连出现之前,采用周边虹膜切除术。晚期,当房角大部分闭塞时,应做小梁切除术或滤过性手术。

临床思维:原发性慢性闭角型青光眼

慢性闭角型青光眼可发生于成年人的各年龄组,无明显性别差异。眼局部解剖特点与急性闭角型青光眼相似。情绪紊乱,过度疲劳,可为眼压升高的诱因。由于眼球结构特点,我国原发性青光眼中闭角型青光眼占 80%,而闭角型青光眼又以慢闭为多,不少患者无任何自觉症状,往往是偶然的机会发现一只眼视力很差才去就医。因此早期诊断是很重要的。

【临床表现】

分为早期、发展期、晚期和绝对期四个阶段。

1. 早期 约 2/3 以上慢闭患者有反复发作的病史,表现为眼部不适,视力减退,虹视,情绪紧张,过度疲劳,长时间看书写字、看电视、失眠等都有可能发作,此时房角窄,虹膜根部隆起,没有粘连。

2. 发展期 眼压升高时间延长,次数增多,患者没有自觉症状,随着病程延长,眼压波动范围缩小,基础值升高,不发作时,眼压也降不到正常水平。由于持续高眼压,视神经有了变化,杯盘比值扩大,青光眼性视野缺损。

3. 晚期 为持续性高眼压,患者视力障碍,头昏眼胀,眼压描计 C 值≤0.12。

4. 绝对期 眼底视乳头苍白,青光眼性杯状凹陷,视野明显受损害,或成管状视野。前房角大部分闭塞,全部过程没有突发高眼压,而是缓慢增高至不能代偿。

【慢性闭角型青光眼需要做哪些检查】

具有典型表现病例的诊断并不困难。症状不典型时,关键在于观察高眼压下的前房角状态。当眼压升高时房角变窄,周边虹膜前粘连在各象限程度不一致,甚至在部分房角依然开放,而眼压下降至正常时,房角就变宽了。因此观察高眼压和正常眼压下的前房角状态,将有助于与开角型青光眼的鉴别。只有具有正常眼压、正常视盘与视野,而房角窄但无周边虹膜前粘连的可疑青光眼,需要选择暗室试验、俯卧试验、散瞳试验等激发试验以助诊断。

第三节　恶性青光眼

案例6-3

患者,女,26岁,仅有左眼有用(有视力),右眼因绝对期青光眼已失明。前房很浅,眼压在38~58mmHg之间,视野严重损害,视盘上出现典型的青光眼性视杯凹陷及扩大。视力0.5,查房角示全周关闭。遂行左眼小梁切除术,术后过程正常,滤过良好,术眼很平静。但是在术后第6天,前房变浅,虹膜与角膜相贴,眼压升高,达60mmHg。患者出现剧烈的眼痛、头痛。视力亦急剧下降。经用药物治疗症状未能缓解,保守治疗5天后无效,改为手术治疗,行晶状体摘除+人工晶体植入+前部玻璃体切除。术后前房深度恢复正常,眼压16mmHg,视力0.4。以后恢复过程良好。

问题

◆ 该患者诊断为何病?

◆ 如何进行治疗?

参考答案和提示

◆ 该患者诊断为　恶性青光眼(术后恶性青光眼或睫状环阻滞性青光眼)。

◆ 治疗　恶性青光眼的诊断一旦明确,应当积极采取措施,药物和手术治疗相结合,以防止并发症的发生。立即使用阿托品散瞳,其目的是散大瞳孔,放松睫状体,使悬韧带紧张,试图回复前移的晶状体,因为这是首要的发病机制。同时,需用碳酸酐酶抑制剂和局部及全身应用激素。许多病例还需要高渗疗法。但是很多经用药治疗缓解的病例,需要无限制的持续应用散瞳药,如果停药,在数天、数周甚至数月后,前房又会变浅,高眼压将重新出现。复发时再次用药物治疗效果不肯定,因而迟早应行手术。

临床思维:恶性青光眼

恶性青光眼是指青光眼手术后前房迟迟不形成,虹膜与角膜相贴,眼压急剧升高的一组并发症,又称为睫状环阻滞性青光眼。患者出现剧烈的眼痛、头痛,且不能被药物所缓解。恶性青光眼的病因是睫状突与晶状体之间的通道阻塞(睫状环阻塞)所致。由于前后房通路被切断,房水无法进入前房,只能在后房聚集起来,前房无法形成,导致眼压急剧上升。

【恶性青光眼的临床表现】

1. 闭角型青光眼眼压在50mmHg以上,且不能被药物控制。

2. 双眼角膜小(横径在10.5mm以下),前房浅,虹膜膨隆,晶状体顶住虹膜,睫状环窄小。

3. 手术后前房极浅或消失,眼压持续升高,应用睫状肌麻痹剂(如阿托品)能缓解症状。

4. 眼压升高常发生在术后数小时、数日或数月不等,与手术方式无关,一般认为与局部炎症和解剖因素有关。

5. 一眼发生恶性青光眼,另眼手术时也易发生本病。

6. 前房消失时间过长,角膜内皮受损,引起大疱样角膜病变,或晶体浑浊等严重并发症。

第四节 青光眼急性发作

案例 6-4

患者,女,42 岁,大学教师。因双眼不适感 2 年而就诊。既往双眼患近视均为−3.00D。眼部检查:双眼矫正视力 1.0。Goldmann 压平眼压:右眼 30mmHg,左眼 25mmHg。双眼外眼正常,角膜清亮透明,周边前房深度>1 角膜厚度(CT)。虹膜纹理清晰、无震颤。瞳孔圆形,直径 3mm,对光反射正常。晶状体透明。直接眼底镜检查见双眼视盘垂直 C/D=0.8。前房角镜检查:双眼宽角,小梁网色素沉着不明显。

问题

◆ 该患者诊断为何病?

◆ 为明确诊断,该患者还要进行哪些辅助检查?

◆ 该患者如何进行治疗?

参考答案和提示

◆ 该患者诊断为 双眼原发性开角型青光眼。

◆ 为明确诊断,该患者还要进行下列辅助检查

1. 眼底视盘立体照相。

2. 眼底视网膜神经纤维层的无赤光照相。

3. 自动视野检查等。

经散瞳眼底立体照相检查显示,双眼视盘垂直径 C/D=0.8,视盘颞下方盘沿明显变窄,同时可见典型的楔形视网膜神经纤维层缺损;Octopus G1X 自动视野检查显示双眼上方弓形缺损;加之眼压升高、前房角开放,可以明确诊断为双眼原发性开角型青光眼。

◆ 该患者的治疗 双眼均可施行小梁切除术(穿透性或非穿透性)。该患者施行了以上穹隆为基底结膜瓣的双眼小梁切除术,联合术中结膜瓣、巩膜瓣下局部应用 0.4% MMC(丝裂霉素 C)3min,术后 1 年随访,双眼上方球结膜滤过泡弥散,前房深度中等,眼压在 12~18mmHg 之间,视盘与视野损害未进展。

案例 6-5

患者,女,64 岁。右眼胀痛、头痛、视力下降 1 天,伴恶心、呕吐。眼部检查,视力:右眼 0.04,左眼 0.8。眼压:右眼 70mmHg,左眼 17mmHg。右眼:混合充血(++++),角膜雾

状水肿,前房较浅,瞳孔7mm,竖椭圆形,对光反射消失。晶状体皮质轻度浑浊。眼底模糊。左眼:无充血,角膜透明,周边前房1/4 CT,虹膜稍微膨隆,瞳孔3mm,光反射正常。眼底视盘C/D=0.2。

问题

◆ 该患者诊断为何种眼病?应进行哪些鉴别诊断?

◆ 该患者右、左眼应如何进行治疗?

参考答案和提示

◆ **诊断** 根据上述典型的临床表现诊断为双眼原发性急性闭角型青光眼,右眼急性发作期,左眼临床前期,仔细询问病史、测量眼压以及应用裂隙灯显微镜眼前节检查,对该患者不难与急性虹膜睫状体炎、急性胃肠炎以及颅脑疾患相鉴别。

◆ **治疗** 在急诊室采用综合药物疗法降眼压,给予快速静脉滴注20%甘露醇250ml、乙酰唑胺500mg,同时右眼频繁滴2%毛果芸香碱1h。2h后患者症状缓解,右眼眼压19mmHg、左眼眼压16mmHg,右眼角膜水肿消退,瞳孔直径2mm,次日查前房角镜未见明显周边虹膜前粘连,遂行双眼Nd:YAG激光周边虹膜切开术。术后随访半年眼压正常,未出现明显发作症状,视盘形态正常。

案例6-6

患者,女,23岁。左眼胀痛4天。近两年类似发作过2次,持续约1周。3天前外院测眼压40mmHg。给予0.5%噻吗洛尔、典必殊治疗。现左眼压16mmHg,视力1.0,羊脂状KP2个,其余前节正常。眼底照相:视盘及视网膜神经纤维层正常。OctopusG1X视野检查正常。

问题

◆ 患者的诊断是何种眼病?

◆ 应与哪些疾病进行鉴别诊断?

◆ 该患者如何进行治疗?

参考答案和提示

◆ **患者的诊断** 根据年轻患者,典型的发作性眼压升高病史、少数羊脂状KP、无视神经视野损害等特点,诊断为左眼青光眼睫状体炎综合征。

◆ **应与哪些疾病进行鉴别** 应与急性虹膜睫状体炎、高眼压症、原发性开角性青光眼等鉴别。

◆ **治疗** 治疗上主要是对症处理,并嘱患者定期随访眼底与视野。主要用醋氮酰胺(乙酰唑胺)抑制房水产生,首剂500mg,6h一次,并用皮质激素点眼,缩瞳药不起作用,亦无需散瞳,用药后多能在1周内缓解,无后遗症,预后良好。

第五节 新生血管型青光眼

案例 6-7

患者,男,37 岁。左眼痛、头痛 1 周。3 个月前左眼患视网膜中央静脉阻塞。此次眼痛发病后次日眼压为 60mmHg,曾静脉滴注 20% 甘露醇溶液等治疗。眼部检查:右眼视力 1.2,左眼前手动。眼压:右 13mmHg,左 56mmHg。右眼:外眼、前节及眼底正常。左眼:睫状充血(+++),角膜轻度水肿,瞳孔 7mm,固定。瞳孔缘色素外翻,虹膜表面致密新生血管。晶状体透明。眼底模糊。

问题

◆ 该患者诊断为何种眼病?

◆ 前房角镜检查有何所见?

◆ 该例患者应如何治疗?

参考答案和提示

◆ 诊断 根据患者病史及临床表现诊断为左眼视网膜中央静脉阻塞,继发新生血管性青光眼。

◆ 前房角镜检查见 360° 房角关闭且有致密新生血管。

◆ 该患者行左眼颞上象限 Ahmed 前房引流物植入术(术中结膜下应用 0.4% MMC5min),术后 1 周左眼压 13mmHg,前房深度中等。分次行全视网膜光凝术。术后 1 个月左眼视力 0.04,虹膜表面新生血管完全消退,眼压正常。

临床思维:新生血管性青光眼

新生血管性青光眼是指虹膜和小梁表面有新生的纤维血管膜,导致周边虹膜前粘连,阻碍房水排出引起的青光眼。由于新生血管容易破裂,反复发生前房出血,故又称出血性青光眼,本病极顽固,用一般的抗青光眼药物及滤过性手术往往无效。患者眼部充血,角膜水肿,剧烈眼痛、头痛,常导致失明。虹膜新生血管常继发于某些引起视网膜缺氧的疾病,如视网膜中央静脉阻塞,糖尿病性视网膜病变、视网膜中央动脉阻塞、视网膜静脉周围炎、恶性黑色素瘤、视网膜母细胞瘤、视网膜脱离和颅动脉炎等,尤以前两种病比较多见。

【**症状体征**】

1. 自觉剧烈眼痛、头痛、视力下降。

2. 眼部混合充血,角膜水肿。

3. 眼压明显升高。

4. 虹膜面有新生血管,前房积血。

5. 瞳孔散大,对光反应消失,瞳孔缘色素外翻。

6. 前房角有新生血管,虹膜周边前粘连。

【诊断依据】

1. 有原发病的病史或体征。

2. 眼压高。

3. 虹膜表面及前房角可见到新生血管,瞳孔散大,瞳孔缘色素外翻。

【治疗原则】

1. 治疗原发病。

2. 对虹膜红变发生前及早期患者可行全视网膜光凝或冷凝,以消除产生血管新生的因素,结合药物治疗以减轻症状。

3. 对尚存有用视力者,可采用睫状体光凝式冷冻或活瓣植入管装置降低眼压。

4. 对于已失明者,采用各种方法均未能解除痛苦时,可摘除眼球。

第六节　晶状体源性青光眼

案例 6-8

患者,女,75 岁,8h 前突然出现剧烈头痛、眼痛、畏光、流泪,伴有恶心、呕吐等全身症状。眼部检查:右眼视力为光感,眼睑水肿,混合性充血,角膜水肿,前房明显变浅,瞳孔约5mm×5mm 大小,对光反应消失,晶状体呈不均匀的灰白色浑浊,裂隙灯下可以看到皮质内的空泡、水裂和板层分离,眼底难以看清,眼压 70mmHg;左眼视力 0.1,晶状体浑浊,眼底模糊不清,眼压 15mmHg。

问题

◆ 该患者右眼最主要诊断是什么及诊断依据是什么?

◆ 该患者右眼最有价值的辅助检查是什么?

◆ 最佳治疗方案是什么?

参考答案和提示

◆ 该患者右眼最主要诊断该考虑为右眼急性闭角型青光眼。诊断依据为:

1. 老年患者,双眼晶状体浑浊。

2. 右眼晶状体浑浊较左眼重,根据裂隙灯下可以看到皮质内的空泡、水裂和板层分离,可以诊断为老年性皮质性白内障(膨胀期)。

此期由于渗透压改变,在短期内有较多水分积聚于晶状体内,使其急剧肿胀,体积变大,将虹膜向前推移,前房变浅,可诱发急性闭角型青光眼。

◆ 该患者右眼最有价值的辅助检查是前房角检查、眼 A/B 超检查、角膜曲率及 UBM(超声生物显微镜)检查等。

◆ 最佳治疗方案为药物紧急降眼压,在眼压控制平稳的情况下行抗青光眼手术联合白内障摘除+人工晶状体植入术。

临床思维：晶状体源性青光眼（晶体异常引起的青光眼）

老年性白内障其实是一种年龄相关性疾病，并不可怕，可是一旦继发青光眼就会带来严重的问题。

【病因及病理】

在眼轴正常或偏短的眼球中，晶状体的大小直接影响了前房角的大小。晶状体位于后房，占据了后房的大部分空间，在眼内空间不变的情况下，特别是眼轴短的患者当中，当晶状体随着年龄逐渐老化膨胀变大时，则会向前将虹膜一起推向前而占据前房的空间，使前房固有的空间减少，加上虹膜紧贴晶状体表面而前突，虹膜—晶体间隙缩小，后房的房水排出受阻，后房压力逐渐升高，迫使虹膜前移，使本来就狭窄的前房角变得更加狭窄，甚至关闭，导致急性闭角型青光眼的大发作。出现眼压急剧上升，眼部胀痛难忍，更可怕的是造成不可逆的视功能损害。

【治疗】

从这种意义上说，晶状体摘除是最有效的办法。在白内障初发期及未成熟期（膨胀期）即行白内障摘除+人工晶体植入术，使患者恢复良好视力的同时又减少了青光眼的发生。

1. 晶体变形引起的青光眼　当晶体膨胀时，阻塞瞳孔，导致眼压升高，治疗方法是及时摘除晶体。

2. 晶体溶解性青光眼　变性的晶体蛋白从晶体囊膜漏出后，在前房角激惹巨噬细胞反应，这些巨噬细胞可以阻塞小梁网，导致眼内压升高，发病时呈现急性青光眼症状，治疗方法是摘除白内障。

3. 晶状体脱位　（参考眼外伤章）。

第七节　继发性青光眼

案例 6-9

患者，男，68 岁，既往有双眼白内障病史，右眼患白内障已 10 年。1 天前突然出现头痛、眼红、眼痛、恶心、呕吐等。急诊前来就诊，眼科检查，视力：右眼光感/1M，左眼 0.2，右眼睫状充血，眼压 60mmHg，角膜因弥散性水肿而呈雾状，角膜后有少量灰白色沉着物，前房深，房水中可见灰白色或褐色小片，瞳孔散大 6mm，对光反应迟钝。虹膜正常。无 K P。晶状体前囊表面可见典型的白色小钙化点，晶状体变薄，核下沉及虹膜震颤。前房角为开角，在虹膜根部，巩膜突以及小梁面有散在的灰白色或褐色点片状沉着物，下方前房角处较多。

问题

◆ 本病的诊断与鉴别诊断是什么？

◆ 本病的诊断要点？

◆ 本病的发生机制

◆ 本病的治疗方案(包括详细用药)

参考答案和提示

◆ 诊断与鉴别诊断

根据典型的临床表现对本病做出正确诊断并不难,应诊断为晶状体溶解性青光眼。对非典型的病例可做房水细胞学检查,高分子可溶性晶状体蛋白测定及晶状体蛋白皮内试验检查,以利于诊断。本病临床并不少见,若对其缺乏足够的认识,易造成误诊。因此,本病在临床上必须与以下几种眼病相鉴别:

1. 膨胀期白内障所致青光眼 是由于晶状体皮质水分增加,晶状体膨胀,引起瞳孔阻滞,房角关闭而致眼压升高。因此,晶状体体积增大、有水裂、前房浅、房角窄、瞳孔散大、反射消失为其主要特征,需施行白内障摘出联合抗青光眼手术才能控制眼压。而本例,前房深,晶状体变薄,核下沉及虹膜震颤。前房角为开角,在虹膜根部,巩膜突以及小梁面有散在的灰白色或褐色点片状沉着物,下方前房角处较多。这些都是具有特征性的改变与膨胀期白内障所致的青光眼有着明显的区别。

2. 晶状体蛋白过敏性青光眼 是一种自身免疫性疾病,与第Ⅲ、Ⅳ型变态反应有关。见于白内障摘出术后残留较多皮质或与晶状体外伤有关,以炎症表现为主,角膜后羊脂状KP,房闪阳性,虹膜可后粘连,瞳孔小,对光反应消失,散瞳与激素治疗可使症状迅速缓解。

3. 晶状体颗粒性青光眼 有晶状体外伤史或白内障手术史,房闪阳性,房角宽或窄,眼压急剧升高时房角仍开放,虹膜周边前粘连。

4. 原发性闭角型青光眼 眼压急剧升高,视力急剧下降,前房浅,房角关闭,角膜后见色素性KP,伴虹膜节段性萎缩和晶状体青光眼斑,瞳孔椭圆形开大,对光反应消失。

5. 剥脱综合征 是由于脱屑物阻塞房角而引起的一种继发性开角型青光眼,是一种广泛的眼基膜疾病,其房角是开放的,小梁网色素沉着较多,晶状体及其悬韧带上有剥脱物沉积,瞳孔缘有色素脱落,色素皱褶缺失。此症早期易被忽视,瞳孔缘呈现灰白色碎屑小片对诊断有特征性意义。散瞳后可见晶状体前囊表面有清晰的环形摩擦区。此病在药物治疗无效时,需行滤过性手术,其手术成功率与原发性开角型青光眼相似。

6. 慢性色素膜炎继发性青光眼 病程缓慢,有葡萄膜炎发作史,瞳孔不规则常有后粘连,虹膜膨隆,房角炎症性粘连,角膜后KP量多,晶状体浑浊程度不一。

◆ 本病的诊断要点 从病史入手,抓住主要矛盾,分析本病的病因、病理,找出贯穿始终的主线。

本病多见于60岁以上老年人,平均年龄65岁(Flocks),均有长期白内障史。症状与特点:常单眼急性发作,青光眼症状较轻,头痛、眼红、眼痛、眼压急剧升高,恶心、呕吐等,眼压常在30mmHg以上或急剧升高,可达60mmHg以上。典型体征为:患眼睫状体充血或混合充血,角膜因弥散性水肿而呈雾状,角膜后有少量灰白色沉着物,前房深,房水中可见灰白色或褐色小片,有时可见彩色结晶碎片(系氧化钙结晶),瞳孔散大,对光反应迟钝。

虹膜正常无后粘连是本病的主要特征之一,一般无 KP。晶状体前囊表面可见典型的白色小钙化点,晶状体变薄,可有核下沉及虹膜震颤,Epstein 认为钙化点具有诊断意义。本例有晶状体核下沉,有钙化点。前房角为开角,在虹膜根部,巩膜突以及小梁面有散在的灰白色或褐色点片状沉着物,是与原发性闭角型青光眼相鉴别的重要体征。

　　◆ 本病的诊断　本病诊断为晶状体溶解性青光眼。晶状体溶解性青光眼早在 1882年由 Ulrich 首先报道,1900 年,Gifford 指出是由于过熟期白内障引起。1955 年,Flocks 正式命名为晶状体溶解性青光眼,由于这一名称能正确反应本病的性质与特点,故一直沿用至今。

　　◆ 本病的诊断要点　本病多见于 60 岁以上老年人,均有长期白内障病史。单眼急性发作,眼压急剧升高。晶状体前囊表面可见典型的白色小钙化点,晶状体变薄,核下沉及虹膜震颤。前房角为开角,在虹膜根部,巩膜突以及小梁面有散在的灰白色或褐色点片状沉着物。

　　◆ 本病的发生机制(病因与发病机制)　Flocks 指出是由于过熟期白内障的晶状体蛋白渗漏到前房引起巨噬细胞反应,吞噬渗漏的晶状体皮质肿胀,阻塞房角小梁网,使房水流出受阻。Goldberg 则认为是由于晶状体蛋白碎片与巨噬细胞共同阻塞房角小梁网引起青光眼。最近 Epstein 等强调眼压升高是由于高分子可溶性晶状体蛋白质对房水排出通道的直接阻塞所引起。他们发现婴儿期晶状体缺乏这种蛋白质,5~20 岁青少年其含量只占晶状体可溶性蛋白的 1% 以下,以后随年龄增长其含量渐上升,70 岁以上老人可达5%~15%,白内障患者这种蛋白质的含量随病程而增加,约为同龄组的 2~3 倍,晶状体溶解性青光眼房水中含量更高。

　　◆ 治疗及预后　抗青光眼药物治疗,静脉滴注 20% 甘露醇溶液,口服醋氮酰胺(乙酰唑胺)。点匹罗卡品(毛果芸香碱)等不能控制眼压。手术治疗,完整地摘出晶状体是治疗晶状体溶解性青光眼的根本措施,也是最有效的治疗方法,摘出晶状体的同时冲洗前房,把残留的液化皮质彻底清除,青光眼症状缓解。在人工晶状体不断普及的今天,对本病选择性的施行后房型人工晶状体植入术,能使更多的患者获得更好的视力。

临床思维:继发性青光眼

　　继发性青光眼是一些眼部疾病和某些全身疾病在眼部出现的合并症,这类青光眼种类繁多,临床表现又各有特点,治疗原则亦不尽相同,预后也有很大差异。

伴有虹膜睫状体炎的继发性青光眼

　　1. 由慢性虹膜睫状体炎引起,可见于下列三种情况

　　(1)虹膜后粘连导致瞳孔膜闭,瞳孔闭锁,虹膜膨隆,前房角关闭,治疗方法是虹膜切除术,预防广泛的房角前粘连及永久性小梁损伤。

　　(2)各种炎症细胞、渗出物、色素颗料等储留在前房角时,可以产生房角周边前粘连,阻碍房水外流。

（3）炎症可以导致虹膜红变 rubeosis ridls，周边全粘连及新生血管性青光眼 neovascular glaucoma。

2. 由急性虹膜睫状体炎引起的继发性开角型青光眼

通常情况下，有急性虹膜炎时，房水形成减少，但流出量未变，因而眼内压下降，但有时则出现相反的情况，由于炎症产物阻塞小梁网，或者房水黏度增加，导致房水外流减少，眼压增高。带状疱疹及单纯疱疹性虹膜睫状体炎均可产生高眼压，就是由于这个缘故。前房角检查可将它与原发性闭角型青光眼区别，裂隙灯下，角膜有 KP，表示虹膜睫状体炎是引起高眼压的原因。

3. 青光眼睫状体炎综合征（glaucomatocyclitic crisis syndrome）

多发生于青壮年，单侧居多，病因不明，可能与前列腺素分泌增多有关，在急性发作时，房水中前列腺素 E 增多，前列腺素可破坏血房水屏障，使血管的渗透性改变，房水增多。

【临床表现】

起病甚急，有典型的雾视、虹视、头痛甚至恶心、呕吐等青光眼症状，症状消失后，视力、视野大多无损害。检查时，可见轻度混合充血，角膜水肿，有少许较粗大的灰白色角膜后沉降物，前房不浅，房角开放，房水有轻度浑浊，瞳孔稍大，对光反应存在，眼压可高达 40～60mmHg，眼底无明显改变，视盘正常，在眼压高时可见有动脉搏动。本病特点是反复发作，发作持续时间多为 3～7 天，多能自行缓解，发作间隙由数月至 1～2 年。

【鉴别诊断】

本病常与急性闭角型青光眼相混淆，可根据发病年龄较轻，前房不浅，有典型的灰白色 KP，房角开放，缓解后视功能一般无损害等特点进行鉴别。

【治疗】

主要用醋氮酰胺（乙酰唑胺）抑制房水产生，首剂 500mg，6h 一次，并用皮质激素点眼。缩瞳药不起作用，亦无需散瞳，用药后多能在 1 周内缓解，无后遗症，预后良好。

案例 6-10

患者，男，40 岁，农民。3 天前劈柴时右眼被木块击伤，右眼疼痛伴视物模糊前来就诊。查体：右眼视力眼前手动，左眼 1.0。右眼上下睑皮肤轻度皮下淤血，右眼球结膜混合充血，角膜水肿，前房中轴深度正常，Ⅱ级前房出血（积血占前房的容量为 1/3～1/2）。瞳孔圆形，散大约 6mm，对光反射迟钝，晶体未见明显浑浊，玻璃体及眼底窥不清，眼压 50mmHg。房角镜检查双眼均为宽角。

问题

◆ 本病的诊断（要求完整全面）是什么？

◆ 本病会有哪些转归？

◆ 如何治疗？

参考答案和提示

◆ 本病的诊断

1. 右眼继发性青光眼。

2. 右眼顿挫伤。

3. 右眼前房积血。

4. 右眼外伤性瞳孔散大。

◆ 诊断要点

1. 患者有导致房水循环障碍的原发病,如眼顿挫伤、外伤性眼内出血等。

2. 患者有青光眼的典型临床表现,如眼压升高等。

◆ 本病可能的转归 眼球挫伤性前房出血是眼外伤中常见的临床表现之一。按 Oksala 分类法将前房出血分为:Ⅰ级前房出血(少于 1/3 前房)、Ⅱ级前房出血(1/3~1/2 前房)、Ⅲ级前房出血(多于 1/2 前房)。多数病例出血很快吸收,视力恢复正常。但出血多且持续较久者常发生一些并发症而影响视功能,严重者可致失明。本病最可能出现的病理性转归是角膜血染。角膜血染是伴随外伤性前房出血,眼压长期增高引起的并发症,常发生在前房出血数天之后。

◆ 治疗 眼内出血合并有青光眼者,嘱半卧位,双眼遮盖休息,局部用 0.5% 噻吗洛尔眼液、0.5% 可的松眼液、抗生素眼液滴眼,视眼压的高低可口服或静脉滴注降眼压药物,也可用一些止血或促进出血吸收的药物,必要时可加用皮质类固醇类药物。对于出血量较大,眼压持续不降、经药物治疗效果不佳者,以及继发性出血者可行前房冲洗,以防止角膜血染等其他并发症的发生。单纯前房出血引起的青光眼早期可由于血凝块堵塞小梁网而致,后期往往是周边前粘连的结果。玻璃体内的出血引起的青光眼可由于出血碎屑、溶解的红细胞、血红蛋白以及含有血红蛋白的巨噬细胞阻塞小梁网间隙而引起溶血性青光眼,以及由于出血过久,红细胞变性为"血影细胞"而引起的血影细胞性青光眼所致。

对外伤性青光眼的治疗,应根据不同的病因和情况来决定,药物治疗控制眼压后,有些患者仍需要选择手术治疗,对无法控制眼压者,应尽快手术,并根据具体情况,制定合理的手术方案。对于眼外伤引起的前房出血早期一般不主张打开前房冲洗,因为手术可使原不完整的血-房水屏障破坏更加严重,并使纤维素样渗出增加。在经过 3~5 天的药物治疗后积血仍无吸收好转,或有角膜血染早期表现者,以及迟发性或复发性前房出血、血影细胞性青光眼者可考虑手术冲洗祛除积血。本例药物治疗 5 天后,积血吸收不明显,但没有新鲜出血。眼压维持在 35mmHg 左右。进行了前房穿刺冲洗术后,症状消失,术后 5 天视力恢复至 0.5,右眼压 16mmHg。继续相应的检查及治疗并嘱出院后仍需密切随访观察。

临床思维:眼顿挫伤引起的继发性青光眼

眼球遭受钝挫伤时,前房压力瞬间骤升,通过房水向眼内及周围组织传递,致使虹膜、睫状体、脉络膜、视网膜组织及小血管破裂而出血。前房出血的多少取决于血管损伤的程度和损伤的部位。目前认为虹膜根部离断,瞳孔括约肌或虹膜基质的撕裂通常只引起少量的出血或极微量出血,而绝大多数前房出血为睫状体前表面撕裂,特别是伤及虹膜动脉大环、睫状体动脉分支及脉络膜动脉返支等所致,其出血量较多,且再出血的机会也较大。

【发生机制】

对于继发性出血的发生机制,目前认为可能的因素有:

1. 虹膜根部离断和/或睫状体撕裂处反复出血。

2. 撕裂处血管断端收缩不良及纤维蛋白和血块溶解脱落导致再出血。

3. 伤后数日愈合过程中新生血管脆弱,可因揉眼、过多活动、咳嗽、测眼压等外力的影响致再出血。

4. 低眼压性出血　眼挫伤后数日,尤以伤后4日眼压可能较低,当低于房水静脉压,血液可以反流入前房致再出血或随眼压波动反复出血。

5. 血管反应性扩张出血　挫伤后虹膜毛细血管先表现为收缩,局部组织缺氧,继之释放大量组胺,或因葡萄膜炎症致毛细血管扩张,通透性增加,血液进入前房而出血。

【挫伤性前房出血常见并发症】

挫伤性前房出血常见的并发症为继发性青光眼和角膜血染。

1. 前房出血量越大,继发青光眼的可能性就越大。继发青光眼者眼压升高一般认为是由于吞噬细胞及血影细胞阻塞了小梁网眼,影响了房水排出,另外还可能与外伤后小梁肿胀有关。而大量积血和高眼压的同时存在,使积血吸收极为缓慢,并易引起角膜血染。

2. 角膜血染是伴随外伤性前房出血,眼压长期增高引起的并发症,常发生在前房出血数天之后。因血色素侵入角膜基质层内,使角膜呈弥散性棕黄色,视力严重受到影响。角膜血染的发生与下列因素密切相关:

(1) 前房大量血液。

(2) 前房出血持续不吸收。

(3) 眼压升高。

(4) 角膜内皮功能紊乱。

前房出血本身对视功能的影响多是暂时的,可随着积血的吸收而消失,但出血的并发症和合并症常可导致严重的视功能障碍。导致盲目者的原因主要是并发有角膜血染、继发性青光眼及合并有玻璃体积血、视网膜损伤及外伤性白内障等。

【对外伤性继发性青光眼的进一步认识】

青光眼是指各种原因引起的眼压增高导致视力下降、视神经病变、视野缺损的一种眼病,对眼睛危害很大,是一种常见的致盲性眼病。当眼睛受到外伤时,眼内血管反应性地扩张、渗透性增加,葡萄膜充血、水肿,早期可引起反应性眼压增高。眼球穿通伤常致角膜与虹膜粘连,形成粘连角膜白斑,使前房变浅,房角粘连关闭,房水排出受阻;晚期常引起眼压增高。眼球钝挫伤所致前房角损伤、眼内出血、晶状体脱位等晚期也可引起眼压增高。这些由于外伤所致的眼压增高称为外伤性继发性青光眼。由于眼球受伤的原因、程度不同,发生外伤性继发性青光眼的机制也不相同,治疗的方法也就有所不同。

1. 外伤性粘连性角膜白斑性青光眼　穿通性眼外伤后,如果伤口较大或处理不当,很容易出现角膜与虹膜粘连,使前房变浅,房角粘连关闭,房水排出不畅,致使眼压增高。因此,发生眼球穿通伤时首次修复伤口特别重要,应细致缝合伤口,恢复前房,以防虹膜前粘连及房角闭塞。如出现眼压升高,可以施行虹膜根部切除手术治疗。

2. 钝伤性房角后退性青光眼 眼球钝挫伤可致房角劈裂后退,房角结构受到破坏,房水排出受阻引起眼压升高。房角后退性青光眼发病较隐蔽,进行缓慢,多数患者在受伤后数年甚至数十年才出现青光眼症状,故易被误诊。因此,眼球钝挫伤后应仔细检查房角,注意观察,发现眼压升高后,先用药物治疗,药物不能控制者,可施行抗青光眼手术(滤过性手术)治疗。

3. 眼内出血所致的青光眼 眼外伤可致眼内血管破裂,引起前房或/和玻璃体大量出血,血细胞阻塞前房角可形成血影细胞性青光眼;血细胞溶解变性,阻塞前房角,可形成溶血性青光眼;血细胞溶解后,血铁质沉着于房角小梁网内,使小梁变性增殖,房水排出受阻,形成血铁质沉着性青光眼;晚期眼内新生血管出现,破坏前房角结构,形成新生血管性青光眼。早期眼内大量出血,可给予止血药及促进溶解和吸收的药物,如尿激酶、链激酶等,前房有凝血块时可行前房冲洗术。眼压增高后先给予药物降眼压,药物控制不理想时可行抗青光眼手术。新生血管性青光眼,可行睫状体冷凝、电凝、光凝或房水和全视网膜激光凝固,也可以采取青光眼阀门植入术。

4. 晶状体脱位所致青光眼 眼外伤造成的晶状体半脱位或全脱位均易发生瞳孔阻滞,使房水流通受阻,引起继发性闭角型青光眼,药物治疗效果不佳,常需施行晶状体摘除及玻璃体切除联合手术。

第八节 先天性青光眼

案例 6-11

患儿 9 个月,近 3 个月以来经常出现哭闹,有较重的怕光、流泪及眼睑痉挛症状且逐渐加重。眼科检查发现:角膜呈雾状浑浊,直径扩大超过 11mm,后弹力层有条状浑浊及裂纹。前房甚深。双眼瞳孔扩大 6mm。全身麻醉后观察眼底:视盘色淡并呈环状凹陷。眼压:右眼 40mmHg,左眼 50mmHg。

问题

◆ 本病的诊断是什么?

◆ 如何治疗?

参考答案和提示

◆ 诊断 双眼婴幼儿型青光眼。

◆ 治疗 婴幼儿型青光眼为原发性先天性青光眼的一种类型。这一疾病的早期诊断和及时手术很大程度上可以影响最终结果。原发性先天性青光眼的处理一般是手术治疗。

结合上述病例进行临床分析并回答下述临床思考题：

1. 什么是先天性青光眼？
2. 什么原因引起先天性青光眼？
3. 先天性青光眼有什么症状？
4. 先天性青光眼需要做哪些检查？
5. 如何治疗？

临床思维:先天性青光眼

【临床分析】

先天性青光眼(congenitalglaucoma)是由于胚胎时期发育障碍,使房角结构先天异常或残留胚胎组织,阻塞了房水排出通道,导致眼压升高,整个眼球不断增大,故又名水眼,或称发育性光眼。分为:婴幼儿型青光眼、青少年型青光眼、先天性青光眼伴有其他先天异常。先天性青光眼(congenital glaucoma)大多出生时已存在。属遗传性眼病,表现为常染色体隐性遗传,可能借助于突变而发生,约40%的先天性青光眼初生时表现为婴幼儿性青光眼,3岁以上、30岁以下者,称为青少年性青光眼。婴幼儿性青光眼是先天性青光眼中最常见的一种。青少年性青光眼发病隐蔽,进展缓慢,因此常被忽略,多见于30岁以下青少年。

【病因、病理】

房水排出所致的眼压升高除房角异常的表现,并不合并眼部其他构造异常。房角为一层半透明膜覆盖着小梁面,这层膜是不能渗透的表面膜,这层膜阻塞了房水排出,称为先天性中胚叶组织残留。可能是由于房角组织在发育过程中未能正常地组合排列,巩膜嵴未能正常形成,睫状肌不能后移到巩膜嵴。由于此原因,小梁被肌纤维牵拉挤紧及小梁柱增厚而失去房水流通的间隙。

【临床表现】

婴幼儿型青光眼(infantile glaucoma)见于新生儿或婴幼儿时期。本型青光眼为原发或继发于其他眼部先天性异常和眼病,发生于子宫内的先天性青光眼,初生时即可出现典型表现,如眼球扩大及角膜浑浊等。一般临床表现如下:

1. 畏光、流泪及眼睑痉挛　是早期角膜水肿伴有角膜刺激症状所致。
2. 角膜浑浊　初为上皮及上皮下水肿,引起轻度乳白色浑浊。当实质水肿则浑浊更加明显。眼压降低后,角膜可变透明,晚期呈永久性浑浊。
3. 角膜扩大　角膜水肿后,眼压继续升高,眼球壁受压力作用而扩张,使整个眼球不断增大,呈水眼状,角膜直径可达12mm左右。
4. 角膜后弹力层破裂　当角膜扩张时,后弹力层发生水平弯曲线状,或树枝状破裂。
5. 视乳头凹陷扩大　根据病程长短和眼压水平高低,造成不同程度的生理凹陷扩大。晚期角膜更为浑浊,前房更深,眼球更加扩大,视乳头凹陷扩大且不可逆转。最后发展为眼球萎缩。

【需要做的检查】

仔细询问病史,包括母亲孕期的情况。眼球外观(大小),测量眼轴,角膜直径及前房深度检查瞳孔的大小、对光反射,眼压测量(可在全身麻醉下进行),眼底检查等。

【治疗】

一般认为先天性青光眼适于手术治疗,对缩瞳药不敏感,药物治疗很难有效,术前常须应用左旋肾上腺素及噻吗洛尔与碳酸酐酶抑制剂,不但可以降低眼压,还可以减轻角膜水肿,缩小瞳孔便于手术操作。

手术方式主要是房角切开术及小梁切开术或小梁切除术,有80%以上的患者眼压可以控制。小梁切开术是治疗先天性青光眼的合理选择,房角切开术虽然其目的为切开房角的病理性薄膜,但也可能切开了小梁,实质上也产生了降低眼压的效果。

手术目的是清除部分房角的异常组织或残留的胚胎组织,这些组织本应该在出生前即已消失,由于某种原因出生后仍持续存在。这些组织阻碍了房水的正常外流,使眼压升高,结果导致典型的体征和症状,如巨大角膜、上皮水肿、后弹力层破裂、流泪、畏光等。出生时、出生后第一个月已表现出症状和体征的病例预后差。房角切开术和小梁切开术的目的都是试图重新使房水通过正常的引流通道排除,因而,可以认为它们是最符合生理性的抗青光眼手术。

案例 6-12

沈小姐3个月前因肾绞痛而到某医院就诊。医生经小便常规和泌尿系统B超检查,诊断为左肾结石。因结石不是很大,故医生建议沈小姐试服排石药物治疗,并于结石活动发生肾绞痛时肌内注射抗胆碱药,阿托品以解痉止痛。不久前,沈小姐肾绞痛再发,并伴尿频、尿急、尿痛和血尿。医生给予抗炎、止血和止痛治疗(止痛药用阿托品肌内注射)。6h后沈小姐出现呕吐、头晕、头痛和视物模糊不清,即回到原医院复诊,经检查、诊断、处理,2h后症状消失。

问题

◆ 该病例的诊断是什么?

◆ 诊断依据是什么?

◆ 进一步确诊需要的检查项目?

◆ 治疗措施?

◆ 预后如何?

◆ 主要预防措施?

参考答案和提示

◆ 诊断为原发性急性闭角型青光眼。

◆ 抗胆碱类药,如阿托品具有解除平滑肌痉挛,从而起到解痉止痛的作用;此外,阿托品和托吡卡胺、后马托品等抗胆碱类药还有松弛眼睫状肌以及扩瞳作用,故常作为眼科检查的辅助用药。但不论肌内注射、眼用或是口服,均可导致眼内压升高,从而诱发原发性闭角型青光眼发生;在非眼科手术麻醉时应用此类药也可诱发原发性闭角型青光眼。阿托品衍生物异丙托溴铵(常用于哮喘和慢性阻塞性肺病)也有散瞳、升高眼内压、诱发原发性闭角型青光眼的可能。该患者出现的呕吐、头痛、视物模糊不清等症状就是典型的急性闭角型青光眼的症状。

◆ 为进一步确诊还需进行下列检查:视力,眼部充血情况,角膜水肿程度,前房深度,观察房角,瞳孔散大情况,虹膜纹理,晶状体,眼压等。根据上述检查的结果,诊断即可成立。

◆ 按照急性闭角型青光眼的治疗原则,应立即使用缩瞳剂、房水抑制剂、高渗脱水剂以及其他对症支持治疗,迅速降低眼内压。眼压下降后及时选择适当手术以防止再发。

◆ 预后在于及时、准确的诊断和治疗,只要治疗及时且不再复发,预后一般良好。

◆ 主要的预防措施包括 在使用能引起瞳孔扩大的药物时,对下述患者应谨慎用药:眼轴小于24mm、角膜直径低于正常、前房浅、房角窄、有青光眼家族史者等。这些患者在使用散瞳剂后,瞳孔扩大,使周边虹膜堵塞于房角处,关闭前房角,阻碍房水通过小梁网,导致眼压急性升高。有必要散瞳时,也应该向患者交代注意事项,有条件时应留观患者,同时准备好眼科急救药品(如缩瞳剂、高渗剂等)。

案例 6-13

33岁的周女士患有湿疹多年,每次病情反复时瘙痒难忍,尤以秋冬发作为甚。为此,她几乎看遍当地的医院和诊所,医生均诊断为湿疹,给予抗组胺类药、糖皮质激素和维生素类药物治疗。一天,周女士因进食辣椒而导致病情复发,到当地社区卫生中心肌内注射地塞米松和维丁胶性钙后,渐渐出现视物不清、头晕、头痛和呕吐。家人急送上级医院就诊。医生经询问病史、体格检查后排除内科及其他科疾病,而请五官科会诊。五官科医生经检查后诊断为原发性开角型青光眼。经使用缩瞳剂、房水抑制剂、高渗脱水剂以及其他对症支持治疗后,病情好转。转上级医院后实施了手术治疗,在以后的随访过程中病情稳定,眼压正常,视功能维持正常。

问题

◆ 该病例诊断依据是什么?

◆ 为进一步确诊还需哪些检查?

参考答案和提示

◆ 糖皮质激素不论是全身给药或是局部给药均可引起眼内压升高,导致原发性开角型青光眼。其发生可能与其通过多种途径引起小梁组织结构和功能的改变,进而影响小梁组织通路的房水回流有关。有研究表明,有18%~36%的健康者和46%~92%的原发性开角型青光眼患者使用糖皮质激素2~4周后,眼内压明显升高;糖尿病患者、高度近视者以及年龄超过40岁者较其他人有较高的发病率;而儿童应用糖皮质激素后眼内压也可升高,通常在用药8h后出现,且与剂量明显有关。导致眼内压升高作用由强至弱的糖皮质激素依次为:地塞米松、(泼尼松)、甲羟松与氟米龙、氯替泼诺和利美索龙。

　　◆ 为了确诊必须检查前房角,观察眼压、眼底、视野等。只有在房角开放的同时有眼压升高,才能诊断为开角型青光眼。

案例 6-14

　　李老伯患有慢性支气管炎20多年、支气管哮喘3年,每次哮喘发作时均遵医嘱气雾吸入沙丁胺醇剂解痉平喘。不久前的一天晚上,因到花园散步时,吸入花粉导致支气管哮喘发作,随即使用沙丁胺醇气雾剂气雾吸入。回家后,自觉支气管哮喘明显好转,但却出现视物不清、头晕、头痛和欲呕等。本人既往无高血压等病史,于是在家人的陪同下到医院就诊。医生经检查后排除内科疾病,而考虑为吸入沙丁胺醇所致,眼科医生诊断为沙丁胺醇气雾剂诱发原发性闭角型青光眼发作。经停用该药,改用氨茶碱,并经使用缩瞳剂、房水抑制剂、高渗脱水剂并其他对症支持治疗,3h后症状好转。

问题

　　◆ 请分析致病原因。

参考答案和提示

　　◆ 沙丁胺醇为选择性 β_2-肾上腺素受体激动剂,临床上广泛用于支气管哮喘和慢性阻塞性肺病的治疗。其气雾剂吸入是较为常用的给药方式,但其也可通过角膜和结膜吸收入血,从而使瞳孔散大,眼后房至前房的房水循环通路阻塞,虹膜外周前移,引起房水外流受阻、眼内压升高,从而出现原发性闭角型青光眼的症状。而前房角狭窄的患者对沙丁胺醇更为敏感,故更容易诱发原发性闭角型青光眼。除此之外,选择性 β_2-肾上腺素受体激动剂叔丁喘宁(特布他林)、氨双氯喘通(克仑特罗)、非诺特罗和福莫特罗等均可诱发原发性闭角型青光眼。

案例 6-15

　　患者,女,45岁。双眼红痛伴视力下降12天入院。患者于2周前在当地医院因胃下垂而进行胃大部切除术,手术顺利,并按计划继续抗炎对症治疗。术后第二天患者自述头痛、恶心、眼胀、视物不清,在当地诊断"双眼急性虹膜睫状体炎、继发性青光眼",经抗炎、降眼压药物治疗,症状有所改善,为求进一步治疗而来我院。既往视力好,无眼病史。

　　体格检查:体温36.4℃,脉搏82次/分,呼吸19次/分,血压120/74mmHg。全身检查未见异常。眼科检查:右眼视力0.3,近视力0.7,左眼FC(指数)/20cm,不能矫正;双眼结膜混合充血、水肿,左眼为重。角膜:右眼轻度后弹力层皱折,左眼雾状水肿;双眼角膜色素性KP阳性。房水光阳性,左眼前房有部分成形性渗出;双眼中央前房稍浅,周边前房约1/5CT;虹膜部分萎缩;瞳孔:右眼4mm,左眼5.5mm,均有部分后粘连,成不规则圆形,光反射消失。晶状体表面有点状色素沉着,晶状体未见明显浑浊,右眼玻璃体无异常,眼底未见异常,左眼后节看不清。眼压:右眼 5.5/5 = 17.30mmHg ,左眼 10/4 = 43.38mmHg。辅助检查:血尿常规正常。

问题

◆ 病例的诊断和分期是什么?

◆ 发病原因分析是什么?

◆ 早期处理措施是什么?

◆ 目前治疗方法是什么?

病案分析要点

◆ 熟悉急性结膜炎、青光眼、急性虹膜睫状体炎等眼前部充血性疾病的临床特点。初步怀疑:急性青光眼或虹睫炎。问诊要点:过去视力情况,有无类似发作史。家人有无类似病史。查体重点:双眼前房深浅、角膜情况、瞳孔情况、眼压等。急性结膜炎不会有视力突然下降。虹膜睫状体炎的角膜不会雾状水肿(具体的鉴别见案例 13-1 的表)。而急性闭角型青光眼才会有角膜水肿、角膜后色素颗粒沉着(注意不是灰白色)、前房出现絮状渗出物、瞳孔中等散大、光反射消失、有时可见局限性后粘连、有虹膜扇形萎缩、晶状体前囊下有时可见小片状白色浑浊,临床上凡见到上述改变,即可证明患者曾有过急性闭角型青光眼大发作。

◆ 从病史入手,抓住主要矛盾,分析本病的病因、病理,找出贯穿始终的主线。发病因素:解剖结构异常可导致急性闭角型青光眼大发作。本病例显示前房浅,提示眼轴短,所以应进一步检查眼科 A/B 超,了解眼轴的长短。

◆ 治疗上分清主次、轻重、缓急。

◆ 认真分析你的治疗措施,以及可能出现的变化。

参考答案和提示

◆ 双眼急性闭角型青光眼,右眼间歇期、左眼发作期;左眼继发性虹膜睫状体炎。

◆ 追问病史,患者术后曾使用阿脱品解痉治疗,导致瞳孔散大、房角闭塞,加之眼部解剖结构的异常,最终导致急性闭角型青光眼大发作。

◆ 早期的处理在于早期正确的诊断。使用缩瞳、脱水、房水抑制剂尽快降低眼压,恢复瞳孔,避免后粘连。

◆ 控制眼压和炎症,眼压稳定后选择抗青光眼手术。

复 习 题

一、单项选择题

以下提供若干案例,每个案例下设若干个考题,请根据答案所提供的信息在每题下面的 A、B、C、D、E 五个备选答案中选择一个最佳答案。

男,35 岁,主因左眼视力下降伴虹视 2 天。查:左眼视力 0.6,左眼眼压(NCT 测量,即非接触眼压计测量)58mmHg,角膜水肿,可见多量羊脂状 KP 呈三角形分布,周边前房约

1/2CT(CT＝角膜厚度),房水闪辉(＋),瞳孔圆,直径约 3mm,对光反应迟钝。眼底查:C/D＝0.3。

1. 该病例可能诊断是(　　　)

　　A. 原发性开角型青光眼　　　　B. 原发性闭角型青光眼　　　　C. 角膜炎

　　D. 青光眼-睫状体炎综合征　　　E. Fuchs 综合征

2. 以下处理方案中,哪项不正确(　　　)

　　A. 口服乙酰唑胺

　　B. 局部用 0.5%噻吗洛尔眼药水点眼

　　C. 妥布霉素+地塞米松眼药水点眼

　　D. 1% 毛果芸香碱眼药水点眼

　　E. 口服维生素 B、维生素 C、泰普芬胶囊

3. 合理的治疗是(　　　)

　　A. 单用降眼压药物　　　　　　B. 缩瞳剂及时使用　　　　　　C. 单用消炎药

　　D. 降眼压和抗炎联合治疗　　　E. 长期使用小剂量激素,以防复发

　　患者,女,42 岁,因散瞳检查眼底,3h 后出现头痛、恶心、呕吐、眼部胀痛且视物不清,眼部结膜充血,角膜雾状浑浊,瞳孔散大,直径约 5mm,对光反应消失,余窥不清。

4. 该病例的诊断是(　　　)

　　A. 结膜炎　　　　　　　　　　B. 角膜上皮擦伤　　　　　　　C. 急性胃肠炎

　　D. 急性虹睫炎　　　　　　　　E. 急性青光眼

5. 若该患者右眼行小梁切除术,术后患者出现前房完全消失。视力:右 0.4,左 1.0,眼压(NCT):右 40mmHg,左 16mmHg,可能的诊断是(　　　)

　　A. 滤过泡偏大　　　　　　　　B. 炎症反应　　　　　　　　　C. 恶性青光眼

　　D. 脉络膜上腔出血　　　　　　E. 结膜瓣裂开

6. 此时对于患者的处理不正确的是(　　　)

　　A. 及时局部点用 1% 阿托品

　　B. 全身应用糖皮质激素

　　C. 静脉滴注甘露醇

　　D. 1% 毛果芸香碱眼药电眼

　　E. 静脉推注 50% 葡萄糖

二、判断题

1. 眼压大于 21mmHg 即是青光眼。　　　　　　　　　　　　　　　　　　(　　　)

2. 青光眼能治愈。　　　　　　　　　　　　　　　　　　　　　　　　　(　　　)

3. 眼压在 10~21mmHg 之间即不是青光眼。　　　　　　　　　　　　　　(　　　)

4. 青光眼患者不可用散瞳剂。　　　　　　　　　　　　　　　　　　　　(　　　)

5. 周边虹膜切除(开)术对早期闭角型青光眼均有效。　　　　　　　　　　(　　　)

6. Goldmann 压平眼压测量是眼压测量的金标准。　　　　　　　　　　　　(　　　)

三、问答题

1. 对于一例 20 岁的双眼眼压 25mmHg 的患者应进行哪些必要的检查及随诊?

2. 原发性开角型青光眼的早期视神经与视野改变有哪些?

3. 哪些诱发因素可促使急性闭角型青光眼急性大发作期?

4. 新生血管性青光眼的病因、发病机制及预防?

5. 恶性青光眼的临床表现与治疗原则?

6. 青光眼能治愈吗?

复习题参考答案

一、单项选择题

1. D 2. D 3. D 4. E 5. C 6. D

二、判断题

1. 不正确。青光眼是以高眼压作为主要特征的一种眼病,但高眼压不是青光眼的唯一指征。诊断青光眼必须具备高眼压和视神经功能损害两大特点。因为眼压的高与低是受多种因素影响的,如情绪波动、阅读时间、内分泌紊乱、血管神经功能紊乱等。正常人昼夜眼压均有一定波动范围,一般清晨和上午较高,到下午逐渐下降,至半夜最低,但波动不超过 5mmHg。另外,除了 24h 眼压波动以外,还有季节性波动,比如冬天的平均眼压水平较夏天为高。因此,测量一次眼压偏高,不能诊断为青光眼。一般要在生活规律的情况下,连续测量 3 日眼压或测 24h 眼压(每 4h 测量 1 次),如每日眼压均高于正常范围,且 24h 眼压最高值与最低值之差超过 8mmHg,那么就有可能是青光眼了,这时需进一步通过检查视野、眼底、电眼压描记及诱发试验等指标,来协助判断是否得了青光眼。

2. 不正确。一般来说,青光眼不能治愈,但能被控制。一旦确诊,就需要经常的、终生的护理,不停地观察和治疗,以控制眼内压,从而保护视神经,防止视力损害,眼药水、口服药物、激光手术和显微手术在长期控制眼压方面是相当成功的。许多人认为药物或手术将高眼压控制在安全范围内,青光眼就算治愈了。事实上,青光眼仅仅是得到了控制,它还未得到治愈,即使在药物或手术治疗已成功地控制了眼压后,请眼科医生进行常规检查都属必要的。

3. 不正确。青光眼患者的诊断与其他疾病一样,根据病史、临床表现及检查结果进行综合分析。对可疑患者,首先应测量眼压。眼压大于 24mmHg 为病理性高眼压,但一次眼压偏高不能诊断青光眼,而一次眼压正常(10~21mmHg)也不能排除青光眼。因为眼压在一日内呈周期性波动。日眼压波动大于 8mmHg 为病理性眼压。正常人双眼眼压接近,如双眼压差大于 5mmHg 也为病理性眼压。其次应检查眼底,观察视盘改变,检查视野、观察房角等。"青光眼性视神经萎缩、视乳头凹陷及青光眼性视野缺损常常归咎于眼压升高"这一概念已使人们产生怀疑。因为一些患者无高眼压也发生了这些变化。许多具有这些改变的患者找不到原因。对于这类找不到确切原因,眼压在正常范围内,又具有青光眼性视神经乳头萎缩凹陷和视野损害的眼症就归类于低眼压性青光眼(low tention glaucoma)。

4. 正确。青光眼患者不可用散瞳剂是由于瞳孔扩大,使虹膜退向四周边缘,因而前房角间隙变窄,阻碍房水回流入巩膜静脉窦,造成眼内压升高。因此,散瞳剂禁用于青光眼或有眼内压升高倾向者。不仅散瞳剂不可随意的使用,在使用其他药物时也要关注是否会引起眼压升高。有些人使用某些药物后,会出现病理性眼压升高、视盘灌注不良,从而导致视神经损害和功能障碍——这就是青光眼,准确地说是药源性青光眼。药源性青光眼的临床特征为眼压高、视盘萎缩及凹陷、视野缺损以及视力下降。目前,随着各种药物的广泛应用,药源性青光眼的发生率越来越高。但由于部分临床医生对此病认识不足,故误诊、误治也为数不少。

5. 不一定。原发性闭角型青光眼的治疗目的依病程及危重程度而定。治疗急性闭角型青光眼的最大目的是降低眼压和解除瞳孔阻滞,而瞳孔阻滞的解除又依赖于降眼压,因此降眼压是首要任务。高渗剂可使玻璃体浓缩,联合碳酸酐酶抑制剂,减少房水生成,这些可有力地使晶体虹膜隔后移,此时用缩瞳剂,容易使房角开放。临床前期、先兆期及缓解期闭角型青光眼的治疗目的是解除瞳孔阻滞,预防发作。单纯用缩瞳剂并不可靠,宜做激光虹膜打孔或周边虹膜切除。慢性闭角型青光眼的治疗目的是控制发作,但这只能在房角开放超过 1/2 者,原则上仍以激光周边虹膜打孔为主。房角开放少于 1/2 者宜施滤过手术(如小梁切除术等),并随访视功能是否继续损伤。

6. 眼压是诊断与治疗青光眼的一个必不可少的手段。眼压测量方法有眼压计法、直接检测法(液体压力计)及指压法。目前临床上常用的眼压计有 Goldmann 压平眼压计、Perkins 手持眼压计、Tono-Pen 眼压计、Proview 眼压监测计与非接触式眼压计等。Goldmann 压平眼压计是国际上用以测量眼压的"金标准"眼压计,它是利用测压头压平角膜来进行间接的眼内压测量。

三、问答题

1. 答题要点:正常人眼压在 11~21mmHg 的范围内,但由于每个人视神经对眼压的耐受力不同,有些眼压虽高出正常值却不发生视神经及视野的损害,称为高眼压症,而不能成为青光眼;另一些人虽有青光眼性视神经损害和视野缺损,但眼压却在正常值范围内,称为正常眼压性青光眼或低眼压性青光眼。因此,高眼压并不一定都是青光眼,而眼压正常也不能排除青光眼。当怀疑自己患青光眼时,应立即到有条件的医院眼科做相关检查。基本检查包括:眼压、眼底检查、视野检查及房角镜检查,并根据上述结果做进一步检查。但有些患者症状及体征均不明显,早期不容易查出来,也不易立刻明确诊断。这部分人应在第一次检查后 3 个月或半年后再重新做一遍所有的检查,并与第一次进行对比,以便得出正确的结论。

2. 答题要点:会出现:视乳头凹陷扩大,视乳头出血,视乳头周围萎缩;视网膜中央动脉出现搏动。青光眼性视网膜神经纤维层缺损,早期视野缺损为小的相对性或绝对性分散的旁中心暗点,随着病情发展,眼压持续升高,沿着弓状神经束局限性的分布,多数不与生理盲点相连的暗点出现,进而暗点增多、扩大相互融合,连接而呈弓状暗点或鼻侧阶梯暗点,病情进一步发展,上下两弓形暗点相连,形成环状暗点。

3. 答题要点:临床上发现患者如过度兴奋与悲伤、情绪激动、大发脾气、紧张等不佳心理因素,可引起血管神经调节中枢失调,引起血管舒缩功能紊乱,使毛细血管扩张,血管渗透性增加,而引起睫状体水肿,向前移位而堵塞房角;还可使房水生成过多,后房压力升高,周边虹膜向前膨隆而促使房角关闭,这两方面的因素导致眼压急剧升高而促使闭角型青光眼急性大发作,加重病情。

4. 答题要点:新生血管性青光眼(neovasular glaucoma)是虹膜红变的一个并发症,虹膜红变可见于任何导致虹膜及视网膜缺血的疾病,但最常见的是糖尿病性视网膜病变及视网膜中央静脉阻塞,由于视网膜或眼前节缺氧,引起虹膜及前房角新生血管膜形成,膜收缩时可以关闭房角,导致周边虹膜粘连,阻碍房水流通,用一般抗青光眼药物治疗及滤过手术均无效。在前房角尚未完全关闭之前,可试用前房角光凝术,有糖尿病视网膜病变者可试用广泛视网膜光凝术,可阻止虹膜红变,甚至可使异常血管退化,如果前房角已完全闭塞,采用活瓣植入管装置和睫状体冷凝术有时有效。

　　本病是一种病情重且极顽固的继发性青光眼,一旦发生,用目前一般的抗青光眼药物及手术治疗往往很难奏效,常导致失明。为了解除痛苦,部分患者不得不摘除眼球。所以,如何预防本病的发生,就显得更为重要。在虹膜新生血管丛(虹膜红变)之前的适当时机,对易引发虹膜新生血管的疾病,如视网膜中央静脉阻塞、糖尿病等,做全视网膜光凝或冷凝,是目前预防虹膜红变和新生血管性青光眼有效的治疗方法,并可保留有用的视力。此外,继中央静脉阻塞后发生新生血管性青光眼的患者,其另眼青光眼的患病率特别高,故应详细检查有无青光眼的体征,以便采取适当的治疗措施。

5. 答题要点:恶性青光眼(malignant glaucoma)又称睫状环阻塞性青光眼(ciliary-block glaucoma),多见于内眼手术后。发病机制主要为晶状体或玻璃体与水肿的睫状环相贴,后房水不能进入前房而向后逆流,并积聚在玻璃体内,同时将晶状体-虹膜隔向前推挤,使整个前房变浅。最常发生于青光眼术后早期,特别是停用睫状肌麻痹剂或滴用缩瞳剂后。因此,抗青光眼手术后如前房不形成,并有眼压升高、充血、疼痛等表现时,要考虑到发生此病的可能性。应尽快滴用1%~2%阿托品,充分麻痹睫状肌,全身和局部应用糖皮质激素控制炎症反应,静脉滴注高渗剂如甘露醇,服用乙酰唑胺,以降低眼压。部分病例通过以上药物治疗得到缓解,但应长期滴用阿托品避免复发。如药物治疗无效,应抽吸玻璃体内积液并重建前房,必要时做晶状体摘除及前段玻璃体切割术。

6. 答题要点:青光眼患者的诊断与其他疾病一样,根据病史、临床表现及检查结果进行综合分析。对可疑患者,首先应测量眼压。眼压大于24mmHg为病理性高眼压,但一次眼压偏高不能诊断青光眼,而一次眼压正常也不能排除青光眼。因为眼压在一日内呈周期性波动。日眼压波动大于8mmHg为病理性眼压。正常人双眼眼压接近,如双眼压差大于5mmHg也为病理性眼压。其次应检查眼底,观察视盘改变,青光眼的视盘改变具有一定的特殊性,有重要的临床价值。常表现为病理性陷凹,目前普遍采用陷凹与视盘直径的比值(C/D)表示陷凹大小。C/D大于0.6或双眼C/D差大于0.2为异常。此外,眼底检查可观察视网膜神经纤维层缺损,由于它可出现在视野缺损前,被认为是青光眼早期诊断指征之一。视野检查对青光眼的诊断有重要价值。因为它代表了视神经的损伤。通过上述检查,我们可以诊断青光眼,但在开始治疗前还应确定青光眼的类型。首先检查前房角,房角开放者为开角型青光眼,反之则为闭角型青光眼。通过房角检查,青光眼分类诊断仍有困难时,可查房水流畅系数(C值)。C值小于0.1为病理性,压畅比(Po/C)大于150为病理性,主要见于开角型青光眼。但需注意,闭角型青光眼反复发作后C值及压畅比也可异常。另外,我们对一些疑似青光眼可选择一些激发试验,以辅助诊断。

继发性青光眼的诊断,首先有眼部或全身病变,当然还有高眼压和视神经损伤。通过房角镜检查,了解造成高眼压的原因是房角关闭还是小梁滤过功能障碍,以诊断是继发性开角型青光眼还是闭角型青光眼。

第七章　葡萄膜病

第一节　前葡萄膜炎

案例 7-1

患者,女,30岁,主因"右眼红,痛,流泪2周,加重伴视力下降3天"求诊;外院诊断为"角膜炎",治疗无明显效果。既往史:有"全身小关节痛"史2年,未治疗。眼科查体:右眼视力手动/30cm,右眼结膜深充血,角膜后细小灰白色 KP(++),房水闪辉(+++),瞳孔缩小,瞳孔区有大量絮状渗出物,眼底看不入;左眼球前段及眼底未见明显阳性体征;右眼眼压 5.5/1,7.5/3＝34mmHg,左眼眼压 5.5/5＝17mmHg。

问题

◆ 该病可能诊断是什么?

◆ 诊断依据是什么?

◆ 需与哪些疾病鉴别是什么?

◆ 首选治疗药物是什么?

◆ 治疗方案是什么?

◆ 眼压增高的可能原因是什么?

参考答案和提示

◆ **诊断**　右眼急性虹膜睫状体炎,右眼继发性青光眼。

◆ **诊断依据**

1. 年轻女性。

2. 有关节痛病史。

3. 右眼红,痛,流泪2周,加重伴视力下降3天。

4. 右眼结膜混合充血,角膜后灰色细小 KP 阳性,房水闪辉阳性,瞳孔缩小,瞳孔区见絮状渗出物,这是急性虹膜睫状体炎的典型体征。

5. 右眼压　34mmHg。

◆ **鉴别诊断思路**　需与急性结膜炎及急性闭角型青光眼鉴别。

1. **急性结膜炎**　有异物感,分泌物多,睑结膜充血,球结膜浅充血,无 KP,无房水闪辉,视力一般不受影响。

2. **急性闭角型青光眼**　发病急,视力急性严重下降,头痛、恶心、呕吐、角膜上皮水肿、前房浅、瞳孔散大,眼压急剧增高。

◆ 首选治疗　1%阿托品散瞳。

◆ 治疗方案

1. 1%阿托品眼液散瞳,如瞳孔不能散开,可结膜下注射散瞳合剂。

2. 糖皮质激素治疗　①局部点皮质类固醇类药物,每日4~6次;②结膜下注射地塞米松2.5mg,根据病情决定给药次数;③如病情不能控制,需全身给予皮质类固醇类药物。

3. 药物降低眼压　如噻吗洛尔眼液点眼,口服碳酸酐酶抑制剂,抑制房水生成,随着炎症控制,多数眼压可控制;如眼压仍高,可用高渗剂,如甘露醇。

4. 滴用或口服非甾体类抗炎药。

5. 热敷。

◆ 眼压增高的可能原因　炎症细胞及渗出物堵塞房角;瞳孔区渗出物及瞳孔缩小可能造成瞳孔阻滞、睫状体炎症、水肿,使虹膜跟部前移、房角阻塞、睫状体分泌旺盛,房水生成增加等。

案例 7-2

患者,男,50岁,主因"右眼红,痛,流泪,少许分泌物2天"求诊。患者有"关节炎"病史20余年。体格检查:右眼视力1.2,左眼视力1.2;右眼睑结膜充血,球结膜显深充血,结膜囊少许黄色分泌物,角膜透明,KP阴性,房水闪辉阴性,双眼瞳孔等大、等圆,对光反应灵敏,颞侧睫状区压痛可疑,眼底未见异常。双眼眼压5.5/7=14mmHg。

问题

◆ 该病能确诊某疾病吗?如不能,考虑可能的诊断是什么?

◆ 你遇到该病例,如何处理?

参考答案和提示

◆ 不能立即确诊,可能诊断　急性虹膜睫状体炎;巩膜炎;急性结膜炎。

◆ 对该病例需注意的是　需密切观察病情变化,因可能为疾病早期阶段,体征尚未完全表现出来,所以一定要告知患者每日来检查。该患者未能每日来检查,5日后因"右眼视力下降,眼痛明显"来诊,检查:右眼视力0.5,右眼球结膜混合性充血,角膜后细小灰白色KP(+++),房水闪辉(+++),瞳孔缩小,瞳孔区有大量絮状渗出物,快速散瞳发现下方瞳孔缘已有后粘连。后经治疗,病情控制。

案例 7-3

患者,男,48岁,因"双眼红,分泌物增多3天"求诊。自点眼药水(不详,自述为看眼病时带回来的药),既往有右眼红痛病史,诊治不详。患者母亲有青光眼,手术治疗。查体:右眼视力0.6,左眼视力0.8;双眼睑结膜充血,双眼球结膜浅充血;双眼睫毛根部有黏液脓性分泌物附着;双眼角膜清亮;右眼角膜后色素性KP,右眼房水闪辉阴性,右眼瞳孔不圆,散大,部分与晶体粘连,瞳孔呈梅花瓣状,对光反应消失,右眼晶体前囊见色素沉着,右眼晶体透明；左眼瞳孔圆，散大，6mm×6mm，对光反应消失，左眼晶体透明；双眼底检查未见明显异常。

问题

◆ 该患者诊断是什么？

◆ 诊断依据是什么？

◆ 急切需要做何检查？原因是什么？

◆ 治疗措施是什么？

参考答案和提示

◆ 诊断　双眼急性细菌性结膜炎，右眼陈旧性虹膜睫状体炎，双眼瞳孔药物性散大。

◆ 诊断依据

1. 急性结膜炎

(1) 双眼红，分泌物增多3天。

(2) 双眼睑结膜充血，双眼球结膜浅充血，双眼睫毛根部有黏液脓性分泌物附着。

(3) 双眼角膜清亮。

2. 右眼陈旧性虹膜睫状体炎　既往有右眼红痛病史，右眼角膜后色素性KP，右眼房水闪辉阴性，右眼瞳孔不圆，散大，部分与晶体粘连，瞳孔呈梅花瓣状，晶体前囊见色素沉着。

◆ 该患者需立即做眼压测量，因为患者误用散瞳药物，很可能为阿托品，患者年龄48岁，有家族史，要高度注意有无青光眼发生。经非接触眼压计测量：双眼眼压14mmHg。

◆ 治疗　按结膜炎治疗。

案例7-4

患者，女，68岁，因"反复双眼红，痛，畏光，流泪5年，右眼视力下降1周"求诊。5年前诊断"双眼葡萄膜炎"，前几年一发病即到医院求诊，但近半年未坚持去医院治疗，因发病时用激素类眼药即可缓解，就常自己买眼药治疗，但近一周发现右眼视物不清，点药也无好转，故来医院求诊。半年前双眼视力0.8，双眼眼压14mmg；患有皮肤疾病8年。来院后眼部检查：右眼视力0.06，左眼视力0.8；双眼球结膜轻度深充血，双眼角膜后灰白色油脂状KP(++)，双眼房水闪辉阳性，右眼瞳孔小，几乎全部与晶体粘连，对光反应消失，左眼瞳孔除鼻上方、颞下方几点外，余处均与晶体粘连，双眼晶体后囊轻度浑浊，双眼玻璃体浑浊，眼底视不清。右眼眼压45 mmHg，左眼眼压16mmHg。

问题

◆ 该患者诊断是什么？

◆ 需要做何检查？目的是什么？

◆ 眼压升高的最可能原因是什么？

◆ 治疗方案是什么？

参考答案和提示

◆ 诊断　右眼继发性青光眼,双眼慢性葡萄膜炎,双眼并发性白内障,右眼瞳孔闭锁。

◆ 需要做双眼房角镜检查,了解房角是窄角、还是宽角,房角有无粘连、关闭,明确青光眼性质。还应做视野检查,了解青光眼对视功能损害的影响程度,另外对治疗方案的制定也可提供依据;如有可能最好能观察到视盘有无萎缩、生理凹陷的变化,还需做眼 B 超检查有无视网膜脱离发生。

◆ 眼压升高的最可能原因　瞳孔闭锁、后房压力升高、周边虹膜膨隆、虹膜跟部前移,加之慢性炎症使虹膜跟部容易与房角结构粘连,前房角阻塞,房水流出受阻,眼压升高;另外也不能排除激素性青光眼的可能。

该患者房角检查:右眼虹膜根部广泛前粘,房角基本全部关闭;左眼 3~4 点,5 点,9~10 点虹膜根部前粘,余处房角开放,应诊断为继发性闭角型青光眼。

◆ 治疗

1. 治疗葡萄膜炎。

2. 同时药物降低眼压。

3. 炎症控制,停用降眼压药物,观察眼压,如眼压正常,可暂不考虑手术,密切观察眼压;如停药后,眼压升高,或用药期间眼压仍然不能控制,需要手术治疗。

该患者最终右眼压不能控制,眼底检查:右眼视神经色苍白,C/D=0.9。视野:右眼管状视野,最终采取了"小梁切除术+虹膜周切术",眼压控制正常。

临床思维:前葡萄膜炎

前葡萄膜炎,又称虹膜睫状体炎,指发生于虹膜、睫状体的炎症,最常见,而且通常是单眼急性发作。

【病因】

本病的病因和发病机制至今尚未完全明确,一般认为本病是一种既有体液免疫也有细胞免疫异常的自身免疫性疾病。外伤、邻近组织炎症或内眼手术也是葡萄膜炎的常见原因,但主要以内源性为主,病史中可发现有全身相关性疾病,如风湿、结核、性病等。

【临床表现】

包括虹膜炎、前部睫状体炎、虹膜睫状体炎三部分。

1. 症状　包括:①疼痛、畏光;②视力减退。

2. 体征

(1) 睫状体充血或混合充血。

(2) 房水闪光或房水闪辉。

(3) 角膜后沉着物(简称 KP)。有不同的形状及色泽,代表的临床意义不同,如,①粉尘状 KP:为白色尘状,由浆细胞、淋巴细胞组成,多见于非肉芽肿性炎。②羊脂状 KP:白色球形,由类上皮、巨噬细胞组成,多见于肉芽肿性炎。③色素性 KP:来源于葡萄膜色素细胞或细胞破裂后色素游离,提示为陈旧性炎症。④玻璃样 KP:白色半透明闪辉状,是残留炎细胞或残渣,提示陈旧性炎。

（4）虹膜的改变:虹膜色泽灰暗、纹理不清。虹膜粘连,虹膜结节虹膜膨隆。

（5）瞳孔改变:瞳孔缩小是重要特征。还可见有梅花瞳、瞳孔闭锁、瞳孔膜闭等。

（6）晶状体改变:表面色素沉着。

（7）玻璃体浑浊:睫状体炎时,炎细胞渗出至玻璃体前部所致,偶见网膜水肿及黄斑水肿。

【治疗思路】

皮质激素和睫状肌麻痹剂是治疗葡萄膜炎的主要药物。要留意有外伤史时除外上皮缺失和眼球破裂,检查角膜知觉和眼压从而可以排除单纯疱疹和带状疱疹病毒感染。

常用药包括:

1. 1%阿托品滴眼液或眼膏　每日散瞳 1~3 次,保持瞳孔充分散大。

2. 皮质激素滴眼液　0.5%醋酸可的松滴眼液点眼,每日 4~6 次。

3. 非甾体消炎药　吲哚美辛每次 25mg,每日 3 次。

4. 糖皮质激素　泼尼松每次 40mg,每日 1 次,早上顿服,但要注意逐渐减量。

【病程观察】

1. 注意眼压情况,散瞳防止虹膜后粘连,预防继发性青光眼发生。

2. 观察全身原发病灶情况,对于类风湿关节炎、结核病的治疗,长期用药有无出现肝肾功能的损害。

3. 对于白细胞减少、T 淋巴细胞亚群改变等免疫功能异常者注意调整用药,观察有无药物不良反应。

第二节　中间葡萄膜炎

案例 7-5

患者,男,38 岁,因左眼视物模糊 2 周入院,查:左眼视力 0.4,左眼结膜无充血,角膜后见 3 个较大羊脂状,房闪阴性,瞳孔直径约 3mm,光反应可,晶状体透明,玻璃体雪球样浑浊,三面镜检查眼底左眼下方睫状体平坦部有典型雪堤样改变。

问题

◆ 该病例可能的诊断是什么?

◆ 对该患者还应做哪项检查?

参考答案和提示

◆ 左眼中间葡萄膜炎　患者眼部体征:玻璃体雪球样浑浊,三面镜检查眼底左眼下方睫状体平坦部有典型雪堤样改变,均为中间葡萄膜炎特征性改变。

◆ 做荧光素眼底血管造影,可明确视网膜血管炎、黄斑囊样水肿及视乳头水肿等。

案例 7-6

患者,女,21 岁,因右眼前点状黑影飘动,视力下降伴眼红,微疼不适 5 天来院就诊。查视力:右眼 0.15,左眼 1.0。右眼睫状体充血,角膜清,KP 阴性,房闪(++),瞳孔光反射弱,眼压 17mmHg。右眼玻璃体呈絮状浑浊,鼻下方及颞上方周边玻璃体见白色堆砂状沉着物,鼻下方约 7 点处可见一灰白色雪球状隆起,直径约 3PD,表面粗糙,有血管长入,其下视网膜浅脱离,伴视网膜下大片黄白色渗出。荧光素眼底血管造影(FFA)检查示:眼底血管未见明显异常,视盘晚期可见轻度着染。

问题

◆ 该病例可能诊断是什么?

◆ 该病鉴别诊断是什么?

参考答案和提示

◆ 右眼中间葡萄膜炎,患者眼部症状:右眼前点状黑影飘动,视力下降。体征:右眼玻璃体呈絮状浑浊,鼻下方及颞上方周边玻璃体见白色堆砂状沉着物,灰白色雪球状隆起,视网膜浅脱,符合中间葡萄膜炎临床特点。

◆ 鉴别诊断

1. 慢性前葡萄膜炎 出现前房炎症反应和玻璃体内炎症细胞及浑浊,但细胞及浑浊主要局限在晶状体后间隙,不出现在下方玻璃体内雪球样浑浊和雪堤样改变。

2. Fuchs 异色性睫状体炎 可引起中间葡萄膜炎,但患者还可出现典型的角膜后沉着物及虹膜脱色素,而不出现雪堤样改变及黄斑囊样水肿。

3. Behçet 病 可引起中间葡萄膜炎,但它不仅表现为中间葡萄膜炎,还有口腔溃疡、生殖器溃疡、皮肤病变等全身性改变。

案例 7-7

患者,男,45 岁,右眼视力下降 10 天,右眼视力 0.4,左眼视力 1.0。右眼睫状体充血阳性,角膜透明,少量散在灰白色粉尘状 KP,前房深度可,见灰白色颗粒漂浮,房闪阳性,虹膜纹清无前后粘连,玻璃体内大量灰白色条索状及细颗粒状浑浊,下方玻璃体约 5 点至 7 点半方位见数处散在雪球样白色浑浊。眼底窥见欠清,隐约见视乳头边界,颜色尚可,血管走行正常,未见明显出血、渗出及视网膜隆起。Goldman 眼压计测右眼眼压 32mmHg,左眼眼压 14mmHg。

问题

◆ 该病例可能诊断是什么?

◆ 该病治疗原则是什么?

参考答案和提示

◆ 右眼中间葡萄膜炎 此患者除下方玻璃体见数处散在雪球样白色浑浊特征性改变外,眼前节也有明显炎症反应。

◆ 治疗

1. 可滴用糖皮质激素滴眼液。

2. 口服泼尼松,1~1.5mg/(kg·d)。根据炎症控制情况逐渐减量。维持量一般为20mg/d。在泼尼松减量过程中,应注意糖皮质激素引起的眼部和全身的不良反应。

3. 当糖皮质激素治疗效果不满意、糖皮质激素减量过程中炎症复发时,可加用免疫抑制剂。

临床思维:中间葡萄膜炎

中间葡萄膜炎是累及睫状体平坦部、玻璃体基底部、周边视网膜和脉络膜的一种炎症性和增殖性疾病。病因尚不完全清楚,可能是一种自身免疫疾病。可伴发其他全身疾病。其发病无性别、种族及遗传差异。好发于儿童及青壮年。多数病例累及双眼。

【病史】

有无眼前黑影、视物模糊、眼红、眼痛等情况;发病隐匿者,可无任何症状。

【眼部检查】

重点检查玻璃体和眼前节情况。

1. 下方玻璃体雪球样浑浊及下方睫状体雪堤样改变。雪堤一般表现为前缘锐利,后缘不整齐,常增厚或形成指样突起伸入玻璃体内。

2. 前节炎症轻微,可有角膜后沉着物、前房闪辉、少量房水细胞、虹膜周边粘连、前房角凝胶状沉积物和粘连、虹膜后粘连。少量儿童患者可出现急性虹膜睫状体炎的表现。

3. 周边部视网膜可有白色渗出灶;周边视网膜有血管炎、血管周围炎。

【辅助检查】

荧光素眼底血管造影可明确视网膜血管炎、黄斑囊样水肿及视乳头水肿等。

【诊断】

1. 根据症状和体征,特别是下方睫状体平坦部雪堤样改变,可以诊断。

2. 荧光素眼底血管造影可明确视网膜血管炎、黄斑囊样水肿及视乳头水肿等改变。

【治疗措施】

对视力>0.5,且无明显眼前节炎症者可不予以治疗,定期观察。当视力<0.5或玻璃体有大量漂浮物时,应给予下述治疗:

1. 对于有眼前节炎症时可滴用糖皮质激素滴眼液。口服泼尼松,1~1.5mg/(kg·d)。根据炎症控制情况逐渐减量。维持量一般为20mg/d。在泼尼松减量过程中,如果炎症复发致视力明显下降,可给予眼周注射醋酸甲泼尼龙(40mg/次)或加用其他免疫抑制剂。应注意糖皮质激素引起的眼部和全身的不良反应。

2. 当糖皮质激素治疗效果不满意、糖皮质激素减量过程中炎症复发时,可加用免疫抑制剂。对于出现雪堤样改变的患者,如果药物治疗不满意或周边视网膜出现新生血管,可采用睫状体冷凝治疗或激光光凝封闭新生血管;而持续密集的玻璃体浑浊、玻璃体出血、牵拉性视网膜脱离等,可行玻璃体切除手术。

第三节 后葡萄膜炎

案例 7-8

患者,男,23 岁。右眼视物模糊 1 天,体格检查:右眼远视力 0.15,左眼 1.0。右眼睫状体充血阳性,角膜内皮粉末状 KP 阴性,前房 Tyn 阴性,深浅适宜,散瞳正常大小,玻璃体呈粉末状浑浊,眼底见整个视网膜明显水肿,黄斑区中心凹反光消失。眼底荧光造影检查示:多灶性的脉络膜炎。左眼未见明显异常。

问题

◆ 该病例可能诊断是什么? 为什么?

◆ 该病如何鉴别?

参考答案和提示

◆ 诊断 右眼后葡萄膜炎。

诊断依据 后葡萄膜炎累及视网膜、脉络膜。病例患者右眼眼前节反应轻,与视力下降明显相呼应的是:整个视网膜明显水肿,眼底荧光造影检查提示多灶性的脉络膜炎。

◆ 鉴别诊断

1. 中间型葡萄膜炎 此病是一类累及睫状体平坦部、玻璃体基底部、周边视网膜和脉络膜的炎症性和增殖性疾病,多发年龄在 40 岁以下,根据典型玻璃体雪球样浑浊以及视网膜周边部血管炎等改变可做确诊。

2. 玻璃体后脱离 由于玻璃体后皮质变薄并出现裂口,液化的玻璃体通过裂口进入玻璃体后隙,使后皮质从视网膜内表面分离,临床表现多见于中老年人,有闪光感、眼前漂浮物。

案例 7-9

患者,女,33 岁,左眼前黑影飘动 1 天。体格检查:右眼视力 1.0,左眼视力 0.6。左眼睫状体充血阳性,角膜内皮粉末状 KP 阴性,前房 Tyn 阴性,深浅适宜,散瞳正常大小,传入性瞳孔功能障碍,玻璃体絮状浑浊。眼底隐约可见视乳头充血水肿,后极部网膜水肿隆起,黄斑水肿,网膜少许渗出,浅层片状出血。眼底荧光造影检查示:渗出性的视网膜脱离黄斑水肿。

问题

◆ 该病例可能诊断是什么?

◆ 该病诊断要点是什么?

参考答案和提示

◆ 诊断 左眼后葡萄膜炎。

◆ 诊断要点

1. 单眼或双眼视力下降,飞蚊征。
2. 玻璃体浑浊。
3. 眼底检查可见灰白色病灶,晚期可见色素增多。
4. 眼底荧光血管造影检查可见视网膜血管、视网膜色素上皮及脉络膜血管的损害。

临床思维:后葡萄膜炎

后葡萄膜炎包括视网膜炎、脉络膜炎、视网膜血管炎和视神经炎,可以单发或合并发生。

【症状】

典型的症状可以包括严重的眼前漂浮物、视野丧失或盲点、视力下降等。视网膜脱离虽然很少发生,但在后葡萄膜炎中还是很常见的。大部分后葡萄膜炎与一些全身疾病相关。眼后节的病损可以是局限的、多灶性的、地图状的或弥散的。玻璃体浑浊、没有或几乎不引起玻璃体细胞炎症。眼后节的炎症通常发作时隐匿,但是也有一些病例可以突然出现显著的视力丧失。上述两例病例眼前节反应轻微,玻璃体浑浊,荧光造影显示脉络膜炎症,渗出性网膜脱离。

【诊断】

对于该病的诊断应注意询问有无感染、全身疾病及眼部病史、恶性肿瘤病史、有无单眼或双眼视力下降、飞蚊征等。玻璃体及眼后段为眼部检查的重点,荧光素眼底血管造影可明确病变部位和范围,实验室检查有助于发现病因。及时治疗眼部及全身的感染性疾病可预防其发生。

第四节　全葡萄膜炎

案例 7-10

患者,女,49 岁,主诉为"左眼白内囊外摘除人工晶体植入术后 6 天,视力下降 1 天。左眼视力:HM/30cm,睫状充血,角膜轻度水肿,大量灰白细小 KP,前房炎性渗出,房闪(＋＋＋),瞳孔约 2mm,人工晶体表面有渗出物,眼底不见红光反射,眼压 20mmHg。诊断为左眼急性葡萄膜炎,予以大剂量皮质类固醇激素静脉滴注,局部结膜下注射地塞米松及庆大霉素、阿托品散瞳。经两周治疗后,左眼视力 CF/20cm,睫状充血阳性,角膜后灰白色KP,前房内有炎性渗出,房闪阳性,瞳孔约 5mm,部分后粘连,人工晶体位正,表面有色素沉着及少许成形渗出,玻璃体絮状浑浊,眼底隐约可见,视乳头充血水肿,后极部网膜水肿,少许点状渗出。

问题

　　◆ 该病例可能诊断为什么病?

参考答案和提示

　　◆ 该病例可能诊断为全葡萄膜炎。

临床思维:全葡萄膜炎

【诊断】

　　白内障人工晶体术后早期发生的急性全葡萄膜炎较为少见,发病率 0.07%~0.58%。上述患者发生于手术 72 小时以后,根据临床表现可以排除由毒力强的细菌引起的眼内炎。后者通常发生在手术后 1~4 天,表现患眼视力急剧下降,眼痛剧烈,眼睑及球结膜充血水肿,角膜水肿,前房及玻璃体大量渗出,积脓,不难诊断。而该患者术后 6 天发生全葡萄膜炎,可能与人工晶体或残留晶体皮质有关,但也不除外毒力较弱细菌感染引起。

【治疗】

　　1. 当人工晶体植入术后葡萄膜炎诊断成立,除全身局部使用抗生素皮质激素外,还可考虑玻璃体内注射抗生素如万古霉素、庆大霉素等,在应用抗生素的同时加用地塞米松玻璃体腔注射。

　　2. 当药物治疗无效时,及早手术往往可以取得一定的效果,经玻璃体切割去除存在于玻璃体内的病原微生物、毒素及机体产生的免疫活性物质,辅以抗生素、激素全身静脉滴注及眼内注射,部分患者须取出人工晶体,术中取玻璃体、房水做病原体检查,根据其结果使用敏感抗生素也可以提高疗效。

第五节　葡萄膜大脑炎

案例 7-11

　　患者,男,43 岁,主诉:"双眼视力下降伴头痛耳鸣 20 余天,加重 4 天。"眼科检查:右眼视力 0.04,左眼视力 0.04;双眼球结膜轻度深充血,双眼角膜后灰色尘状 KP(++),双眼房水光(++),双眼瞳孔不圆,部分后粘连,药物散瞳见双眼玻璃体浑浊严重,双眼底模糊见视盘色潮红,边界不清,视网膜水肿,下方脱离。

　　神经系统检查:四肢肌力 5 级,颈项强直。双眼 B 超;双眼玻璃体内见点状回声,网膜回声粗糙,并可见凸起回声光带,提示双眼网膜水肿、脱离。头颅 MRI 未见异常。

问题

◆ 该病例可能诊断是什么病?

◆ 该病诊断要点有哪些?

◆ 该病如何鉴别?

参考答案和提示

◆ 诊断 葡萄膜大脑炎。

◆ 诊断要点

1. 双眼同时或先后患病。

2. 睫状充血或混合充血。

3. 房水浑浊与 KP(++)。

4. 虹膜肿胀与后粘连。

5. 视盘充血水肿,视网膜脱离。

6. 神经系统检查示颈强直脑脊液改变。

◆ 鉴别诊断

1. 交感性眼炎 有外伤史,无脑膜刺激征及脑脊液改变。

2. 中间型葡萄膜炎 视力轻度下降,玻璃体浑浊,周边部视网膜有渗出物,多在血管附近,个别患者可出现黄斑水肿。

3. Bechcet 病 本病可见双眼反复性前房积脓性葡萄膜炎伴口腔黏膜溃疡及外阴溃疡、皮肤结节性红斑。

第六节 交感性眼炎

案例 7-12

患者,男,45 岁,右眼球摘除术后 40 天,左眼视物模糊十余天。该患者 40 天前因右眼外伤后行右眼球摘除术。十余天前无明显诱因出现左眼视物模糊伴视物变形、变暗。无明显眼痛、眼胀、畏光、流泪、复视等。既往体健。体格检查:一般情况好。眼部体征:VOS 0.12,光定位准,眼压 15mmHg,结膜无充血,角膜浑浊,无 KP 及房闪,瞳孔圆,对光反射灵敏,虹膜纹理清,虹膜无粘连,晶体透明,玻璃体浑浊。眼底改变:视网膜苍白水肿,视乳头充血、水肿,边界不清,黄斑部中心凹反射消失,周围可见放射状皱褶及淡黄色渗出。三面镜检未发现网膜有裂孔,右眼球缺如,结膜下可见少许残留色素。辅查:血尿常规,肝肾功能等实验室检查未见异常。眼部 B 超提示玻璃体内可见条带状回声与视盘回声相连,后极部球壁回声稍增厚。B 超诊断:①视网膜浅层脱离;②脉络膜轻度水肿。眼底荧光造影示动静脉显影时间正常,静脉早期,视网膜后极部可见散在点状强荧光,后期轻度渗漏,视盘边界欠清,后期呈强荧光渗漏,视盘上方可见片状弱荧光。荧光诊断:交感性眼炎(OS)。

问题

◆ 此病例可能诊断为什么病？

◆ 临床表现如何？

◆ 该病诊断要点有哪些？

◆ 如何预防？

参考答案和提示

◆ 诊断 交感性眼炎。

◆ 临床表现

1. 可发生于外伤或手术后5天至56年内，但多发生于2周至2个月内。

2. 一般发病隐匿，为肉芽肿性炎症，可表现为前葡萄膜炎、后葡萄膜炎、中间葡萄膜炎和全葡萄膜炎。

3. 本例右眼球摘除病史及主要表现为左眼后葡萄膜炎体征提供了诊断依据。

◆ 诊断要点

1. 眼球穿通伤或内眼手术史对此病诊断有重要价值，也是与 Vogt-小柳原田综合征进行鉴别的重要依据。

2. FFA 可见 RPE 和脉络膜水平的多灶性渗漏及染料积存现象，可伴有视盘染色。

◆ 预防 眼球穿通伤后及时修复创口，避免葡萄膜嵌顿及预防感染，对此病可能有预防作用。关于眼球摘除伤眼是否具有预防作用，尚有争议。对有望保存视力和眼球者，应尽可能修复伤口。对修复无望的眼球破裂，可慎行眼球摘除术。

临床思维:交感性眼炎

【临床表现】

交感性眼炎是一种少见但是具有双眼破坏性的葡萄膜炎，多发生于外伤或手术后2周至2个月年内，90%的病例在伤后1年内发生。病因不明，但该病可能与葡萄膜中一些含色素细胞某些成分的超敏反应有关。在不复杂的白内障或青光眼眼内手术后发生率非常低，在眼内炎中更为少见。伤眼即激发眼首先发生葡萄膜炎，然后对侧眼即交感眼发生同样性质葡萄膜炎。虽然眼前漂浮物是主要的症状，但是患者常有畏光、充血、视物模糊等。葡萄膜的炎症通常是弥散的，也可发生渗出性视网膜脱离。

【治疗】

局部予以皮质类固醇和睫状肌麻痹剂，全身予大剂量皮质类固醇，如泼尼松，1~1.5mg/kg·d。硫唑嘌呤可能有助于减少皮质类固醇的需要剂量，对于那些使用皮质类固醇无效的严重病例，可以采用细胞毒素剂如苯丁酸氮芥、环磷酰胺或其他免疫抑制剂如环孢素获得一定效果。

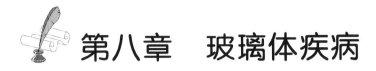

第八章　玻璃体疾病

第一节　玻璃体脱离

案例 8-1

患者,女,60 岁,因"双眼前黑影飘动 1 个月",就诊于当地门诊,诊断为"双眼白内障",建议手术治疗,故来我院求诊。眼科检查:双眼视力 0.6,矫正视力 1.0,双眼角膜清亮,双眼前房清亮,双眼瞳孔等大等圆,对光反应灵敏;双眼托品酰胺(托吡卡胺)散瞳检查示双眼晶体未见明显浑浊,双眼玻璃体絮状浑浊,视盘前可见一环形半透明漂浮物;眼底检查示双眼视盘色正常,边界清,生理凹陷未见扩大及加深,双眼黄斑中心凹反光未见,双眼底未见视网膜裂孔及视网膜出血。

问题

◆ 该病能否诊断为白内障,为什么?

◆ 根据提供的病史,该病的可能诊断是什么? 该如何进一步地检查?

参考答案和提示

◆ 该病不能诊断为白内障。"眼前黑影飘动"不是白内障的特有症状,必须做眼科的全面检查,才能给出正确的诊断。

◆ 该病的诊断为双眼玻璃体后脱离。随着年龄的增长,玻璃体内部胶原网状结构塌陷及液化,液化的玻璃体通过皮层孔进入玻璃体后腔,导致玻璃体和视网膜分离,产生眼前漂浮物。出现玻璃体后脱离时要详细检查眼底,必要时进行眼部超声波检查,警惕视网膜裂孔的形成。

临床思维:玻璃体脱离

玻璃体脱离包括玻璃体前脱离、玻璃体后脱离等,后者具有临床意义。

【临床表现】

1. 多见于中老年,年轻者多为近视。此外,葡萄膜炎、脉络膜视网膜炎、外伤等也可产生玻璃体脱离,并不受年龄限制。

2. 起病较突然,多有眼前闪光感及眼前黑影飘动,合并黄斑水肿、玻璃体出血,此时可有视物变形及视力减退等症状。

3. 直接检眼镜下表现为视盘前方环形浑浊物;三面镜检查表现为视网膜前界与玻璃体后界之间的光带为黑色光学间,在后界上有时可有环形浑浊(Weiss 环),为玻璃体后极裂孔。

【诊断与鉴别诊断】

1. 老年人或近视患者,突然出现飞蚊或闪光症状,检影镜下见视盘前方有一环状浑浊物;三面镜下可见脱离的玻璃体后皮质,即可诊断。本病应与较大液腔的玻璃体液化相鉴别。

2. 发生玻璃体后脱离的患者需详细检查眼底并密切随访,注意有无视网膜裂孔、黄斑裂孔、视网膜前膜的发生。

【治疗】

玻璃体后脱离目前无有效治疗;发生视网膜裂孔、黄斑裂孔、视网膜前膜等病变时应对症治疗。

复 习 题

单项选择题

1. 玻璃体后脱离是在什么基础上发生的(　　)

　　A. 玻璃体液化 　　　　B. 玻璃体炎症 　　　　C. 玻璃体积血

　　D. 增生性玻璃体视网膜病变 　　E. 玻璃体浑浊

2. Weiss 环指(　　)

　　A. 玻璃体与黄斑分离 　　　　B. 玻璃体与视盘分离

　　C. 玻璃体与视盘大血管分离 　　D. 玻璃体与周边视网膜变性

　　E. 玻璃体与晶体后囊

复习题参考答案

单项选择题

1. A　2. B

第二节　玻璃体积血

案例 8-2

患者,男,45 岁,患者因"右眼突然眼前黑影飘动,视力下降 3 日"求诊。患者述 3 天前无任何诱因情况下突然右眼出现大量红黑影飞舞、遮挡视线。否认外伤,否认眼红痛及畏光流泪,否认高血压、糖尿病史。查:右眼视力 0.1,左眼视力 1.0;双眼睑无红肿,双眼球结膜无充血,双眼角膜透明,双眼前房清亮,小瞳孔下见右眼玻璃体内有大量红细胞,眼底见红光反射;左眼视乳头边界清、色正常,生理凹陷无扩大,黄斑中心凹反光存在,A/V = 2/3。

问题

◆ 该患者的诊断是什么?

◆ 还需做哪些检查? 目的是什么?

◆ 该患者的治疗方案是什么?

参考答案和提示

◆ 诊断　左眼玻璃体积血。

◆ 需做检查　需双眼散瞳详细检查双眼眼底,还可做眼 B 超检查、眼底荧光造影等,目的是找出出血原因。需注意有无视网膜裂孔,因视网膜裂孔形成时可撕裂血管,造成玻璃体出血。还需注意有无视网膜血管病变:视网膜静脉阻塞、视网膜静脉周围炎、糖尿病视网膜病变等均可造成玻璃体出血。玻璃体后脱离时也可牵拉视网膜血管,造成血管破裂出血;外伤也可造成玻璃体出血;老年黄斑变性(湿性)也可发生玻璃体出血。对该患者检查时需注意的是:有无视网膜裂孔发生,有无视网膜静脉周围炎、老年黄斑变性等疾病,因患者否认高血压、糖尿病、外伤等病史。

◆ 治疗方案

1. 保守治疗:可用活血化淤等中西药物。

2. 即使目前未发现眼底病变,仍需密切随访观察眼底。

3. 玻璃体积血 3~6 个月仍未吸收者,可采取玻璃体切割术。

临床思维:玻璃体积血

【病因、病理】

玻璃体积血是最常见的玻璃体疾病,玻璃体内无血管,所以玻璃体出血通常来自视网膜和葡萄膜破损的血管或新生血管。

1. 视网膜血管病　包括糖尿病性视网膜病变、视网膜静脉阻塞、视网膜血管炎等。

2. 眼外伤或手术　眼球穿通伤、眼内异物、眼球钝挫伤,内眼手术及视网膜手术等。

3. 其他眼底病　视网膜裂孔、年龄相关性黄斑变性湿性型、先天性视网膜皱襞、视网膜血管瘤、某些类型的葡萄膜炎等。

【临床表现】

出血量,出血部位不同,引起患者的症状也不同。

1. 少量积血,有飞蚊症,眼前黑影飘动。

2. 积血量大时视力明显下降,甚至仅有光感。

临床检查见玻璃体中有血性浮游物或块状暗红色浑浊,积血量大,眼底不能窥见,陈旧性者变为灰黄色,下方较浓稠。超声检查可显示玻璃体浑浊的程度、部位、活动性;有无玻璃体脱离、视网膜脱离、脉络膜下出血或肿瘤等。ERG、VEP、激光视网膜视力检查有助于了解视功能的损害程度及预后。

【治疗】

对玻璃体出血的治疗:首先查明病因和治疗原发病。

1. 玻璃体积血较少、浑浊较轻者,首选药物治疗:包括止血剂、抗凝剂、降低血液黏稠度制剂、纤维溶酶剂、碘制剂、活血祛瘀中药如血栓通等。

2. 玻璃体积血量多,如药物治疗1~3个月后,玻璃体积血吸收困难,可行玻璃体切割术及眼内激光治疗原发病。

3. 若B超发现视网膜脱离者,应提早及时行玻璃体手术及视网膜修复术。

4. 对眼外伤引起的玻璃体积血,伤后10~14天行玻璃体切割术,合并视网膜脱离者,尽早行玻璃体切割术及视网膜脱离复位术。

玻璃体积血及玻璃体切割能窥到眼底后,应及早做FFA,明确原发病给予病因治疗,并做激光治疗,以防再出血。

复 习 题

单项选择题

玻璃体积血常由以下疾病引起,除了(　　)

 A. 眼钝挫伤　　　　　　　　B. 糖尿病视网膜病变　　　　　　C. 眼内炎

 D. 视网膜静脉周围炎　　　　E. 盘状黄斑变性

复习题参考答案

单项选择题

C

第九章 视网膜病

第一节 视网膜动脉阻塞

案例9-1

患者,男,50岁,因"右眼突然视力下降1小时"求诊。患者述1小时前感头晕,后开始视物不清,未予注意,半小时前视力明显减退,仅能看见手指,无眼红及眼痛,否认外伤史,否认高血压病史及其他全身疾病史。全身体检未见明显异常;血压130/70mmHg;眼科检查:右眼视力指数/40cm,左眼视力1.2;双眼球结膜无充血,双眼角膜透明,双眼前房清亮,双眼瞳孔圆,居中,右眼4mm×4mm 直接对光反应极迟钝,间接对光反应存在;左眼3mm×3mm,直接对光反应存在,间接对光反应极迟钝;双眼晶体透明,眼底:双眼视盘边界清,色正常,生理凹陷无扩大,右眼中心凹反光不清,右眼后极部视网膜色似略灰白,右眼视网膜动脉稍细,压迫眼球视网膜动脉波动消失。左眼黄斑中心凹反光存在,视网膜色橘红,A/V=2/3。因求诊时间为周末,无法立即做相关辅助检查。

问题

◆ 最可能的诊断是什么?

◆ 诊断依据是什么?

◆ 还需做哪些检查?

◆ 需与哪些疾病鉴别?

◆ 治疗方案是什么?

参考答案和提示

◆ 首先考虑 右眼视网膜中央动脉阻塞。

◆ 诊断依据

1. 急性视力下降,无眼红、眼痛及外伤史;发病前有头晕病史。

2. 右眼视力在两小时内降为指数。

3. 右眼瞳孔4mm×4mm 直接对光反应极迟钝,间接对光反应存在。

4. 右眼视网膜色略灰白,右眼视网膜动脉稍细。

5. 压迫眼球视网膜动脉波动消失。

◆ 相关检查 眼底荧光血管造影(FFA)、视野、眼电生理等检查。

◆ 鉴别诊断

1. 中毒性弱视 有误用过量药物史或毒物史如甲醇等。压迫眼球可见视网膜中央动脉搏动,可除外视网膜中央动脉阻塞。

2. 急性视神经乳头炎 特点:眼底视盘边界不清,视盘水肿隆起。压迫眼球视网膜动脉波动存在。可通过 FFA、视野、辅助检查鉴别。

3. 急性球后视神经炎 发病没有视网膜中央动脉阻塞急,发病时常伴有眼球转动痛,视盘颜色潮红,边界欠清,压迫眼球视网膜动脉波动存在。可通过 FFA、视野、辅助检查鉴别。

4. 前部缺血性视神经病变 发病不如视网膜中央动脉阻塞急,视盘色正常或轻度水肿改变,视野检查有意义。

5. 视盘血管炎 视力下降不严重,但眼底视盘水肿明显,视盘周可见较多出血;可通过眼底造影及视野检查鉴别。

◆ 治疗 该患者应用扩血管药(如硝酸甘油舌下含服)、吸氧、按摩眼球等操作降低眼压,视力仅一过性改善,入院1小时候后用尿激酶30万单位静脉滴注,视力明显提高,当日恢复至0.6,出院视力1.2。住院次日 FFA 检查臂视循环时间正常。

案例 9-2

患者,男,64岁,因"左眼突然视不见物4天"求诊。患者述4天前中午睡觉起床后发现左眼视物不清,逐渐加重,到下午时仅能看见手指,无眼红、眼痛,高血压病史十年,间断服用降压药物,血压 160/95mmHg。全身体检未见明显异常。

眼科检查:右眼视力0.6,左眼手动/40cm;双眼球结膜无充血,双眼角膜透明,双眼前房清亮,双眼瞳孔圆,居中,右眼 3mm×3mm 直接对光反应存在,间接对光反应极迟钝;左眼 4mm×4mm,直接对光反应极迟钝,间接对光反应存在;双眼晶体后囊下浑浊。眼底:双眼视盘边界清,色正常,生理凹陷无扩大,右眼中心凹反光不清,A/V=1/2,左眼后极部视网膜灰白水肿,左眼视网膜动脉明显变细,左眼黄斑中心凹呈"樱桃红"改变。

FFA:左眼臂视循环时间延长至23秒。

问题

◆ 诊断是什么?

◆ 诊断依据是什么?

◆ 鉴别诊断是什么?

◆ 治疗方案是什么?

◆ 该患者预后如何?

参考答案和提示

◆ 诊断 左眼视网膜中央动脉阻塞,双眼老年性白内障。

◆ 诊断依据

1. 急性视力下降,无眼红,眼痛。

2. 手动视力。

3. 左眼瞳孔 4mm×4mm 直接对光反应极迟钝,间接对光反应存在。

4. 左眼视网膜灰白水肿,左眼视网膜动脉细。

5. FFA　臂视循环时间明显延长。

◆ 鉴别诊断　需与急性视神经乳头炎、前部缺血性视神经病变等疾病鉴别。

◆ 治疗　应用扩血管药(如硝酸甘油舌下含服,静脉给扩血管药,球后注射妥拉苏林(妥拉唑啉)等)、吸氧、按摩眼球降低眼压、应用尿激酶等溶栓药。该患者治疗后视力仅改善至0.02/颞侧。

◆ 预后　该患者求诊时间太晚,丧失了最佳治疗时机,因视网膜缺血超过90min,细胞死亡不可逆转,导致视力严重损害。

临床思维:视网膜动脉阻塞

视网膜动脉阻塞可发生在视网膜中央动脉,也可发生在视网膜分支动脉及视网膜睫状动脉,血液供给障碍可导致视网膜缺血、缺氧,超过90min,组织损害将不可逆转,视功能严重损害。故应早期诊断,立即抢救。该病属于眼科急症。

【病因】

引起视网膜动脉阻塞的原因有:

1. 血管痉挛　特点为表现为一时性黑矇,为持续几秒钟或几分钟,常见于年轻人、高血压和肾脏病的老年人。

2. 栓塞　若为栓子阻塞引起,多为突然失明;栓子可有瓣膜栓子、异物栓子、组织栓子、脂类和气栓等。栓子阻塞的常见部位在中央动脉穿过神经硬脑膜以及筛板穿孔处。通过筛板后可阻塞某一分支,以颞上分支为多见。

3. 动脉内血栓形成　若为血栓形成,可先发生先兆性黑矇,至完全阻塞时突然失明。患有动脉内膜炎、动脉硬化、糖尿病等全身疾病时,视网膜动脉管壁增厚、管腔变窄,当血液流经狭窄的管腔时,受粗糙内膜表面摩擦,随时可使纤维蛋白凝集造成血栓,多发生于睡眠或静坐时。

【临床表现】

阻塞部位不同,临床症状就不同。如为分支血管阻塞,出现相应视力损害及视野缺损;中央动脉阻塞表现为视力急剧下降。阻塞时间很短者,视力和视野缺损可以部分恢复;阻塞时间超过视网膜对缺血的耐受时间者,视功能能将难以恢复。

1. 眼底表现　阻塞超过一定时间后,眼底将出现贫血性坏死,视盘色淡,边缘模糊,视网膜后极部呈弥散性乳白色水肿,黄斑区因视网膜组织单薄,脉络膜毛细血管层透露呈现"樱桃红斑",是本病的典型体征。如在视盘颞侧有睫状视网膜动脉,则在视盘与黄斑区之间出现舌状红色区,中心视力可有部分保留。动脉变成细线条状;持久者,动脉可有白色鞘膜伴随。一般两周后视网膜水肿消退,但视网膜动脉细小如线,视盘更为苍白,视力不能恢复。

2. 视网膜动脉阻塞的荧光血管造影表现

(1) 中央动脉阻塞时,动脉无灌注;分支动脉阻塞时,血流在分支的某一点中断或逆行充盈(阻塞动脉远端的染料灌注早于动脉阻塞点的近端)。

（2）充盈迟缓,视网膜动脉完成循环时间在正常约为 1~2 秒,而在受阻动脉可延长到 30~40 秒。视网膜静脉也充盈迟缓。

（3）黄斑周围动脉小分支无灌注,数日后造影可见动脉血流重新出现。

【治疗】

必须争分夺秒地紧急抢救,以解除血管痉挛和使动脉内的栓子冲到较小的分支,减少视网膜受损范围。可用血管扩张剂,如吸入亚硝酸异戊酯,含化硝酸甘油片,球后注射普鲁卡因、乙酰胆碱或妥拉苏林(妥拉唑啉),还可反复按摩眼球或行前房穿刺,以期降低眼压,促使血管扩张,亦可试用高压氧治疗(5% CO_2、95% O_2,减少组织缺氧)。对由血栓形成或栓子阻塞者可试用链激酶、尿激酶或纤溶酶溶解血栓。

【早期诊断指标】

及时治疗,及有视网膜睫状动脉时,尚可保留一定的中心视力。因此早期正确诊断对预后至关重要。其特点是:视力短期内急剧下降至光感或无光感;阻塞发生早期,眼底视网膜还未出现水肿及樱桃红斑时,患眼的瞳孔表现出轻至中度散大,直接对光反应消失。

第二节　视网膜静脉阻塞

案例 9-3

患者,女,45 岁,因"左眼视力下降 2 周"求诊。患者述两周前无明显原因出现左眼视物不清,无眼红、眼痛、畏光、流泪,否认外伤史。既往无眼疾病史。患"高血压"1 年,坚持服用药物控制血压。眼科检查:右眼视力 1.0,左眼视力 0.04;双眼球结膜无充血,双眼角膜透明,双眼前房清亮,双眼瞳孔圆,居中,右眼 3mm×3mm,直接、间接对光反应存在;左眼 4mm×4mm,相对瞳孔传入障碍;双眼晶体透明;眼底:右眼视盘边界清,色正常,生理凹陷无扩大,右眼中心凹反光存在,A/V = 2/3;左眼视盘充血,水肿,边界不清,视网膜广泛出血,色鲜红,呈火焰状,并见棉绒斑,视网膜静脉迂曲怒张,呈腊肠状,动脉细,部分血管淹没在出血中,黄斑部也见小片出血及水肿。辅助检查:FFA 示视盘强荧光,视网膜静脉充盈延迟,静脉迂曲、怒张,管壁渗漏。

问题

◆ 该患者的诊断是什么?

◆ 诊断依据是什么?

◆ 需要与哪些疾病鉴别?

◆ 治疗方案是什么?

◆ 可能的并发症与后遗症是什么?

参考答案和提示

◆ 诊断 左眼视网膜中央静脉阻塞,左眼黄斑水肿。

◆ 诊断依据

1. 无痛性视力下降。

2. 有高血压病史。

3. 左眼瞳孔表现出相对瞳孔传入障碍。

4. 左眼底 左眼视盘充血,边界不清,视网膜广泛出血,呈火焰状,并见棉绒斑,视网膜静脉迂曲怒张,呈腊肠状,黄斑部出血水肿,动脉细。

5. FFA 视盘强荧光,视网膜静脉充盈延迟,静脉迂曲,怒张,管壁渗漏,黄斑水肿呈花瓣状。

◆ 鉴别诊断

1. 糖尿病视网膜病变 有糖尿病史,多表现双眼眼底病变,眼底表现不同于视网膜中央静脉阻塞。

2. 视网膜静脉周围炎 多见年轻男性,双眼发病,病变起于周边视网膜静脉,表现为静脉白鞘或静脉闭锁呈白线,周围有出血,逐渐向中央静脉发展,做双眼检查即可鉴别。

3. 视盘血管炎 视盘水肿明显,出血位于视盘及周围大血管附近。

◆ 治疗方案

1. 治疗原发病。

2. 药物 效果不确,可试用纤溶与抗凝药及中医中药活血化淤。

3. 该患者需密切观察眼底,定期行眼底荧光血管造影检查,了解视网膜有无缺血发生,如血管造影显示有缺血发生,施行广泛视网膜激光光凝术。

4. 对于黄斑水肿,可行黄斑格栅样光凝术。

5. 目前其他治疗方法 玻璃体切割手术,视神经放射状切开术等。

◆ 并发症与后遗症 黄斑水肿、新生血管、青光眼。

案例 9-4

患者,男,63岁,因"发现左眼视力差3周"求诊。患者述3周前洗脸时偶然捂住右眼,发现左眼视物不清,否认有其他眼部不适。外院诊治不详。否认既往有眼疾病史。高血压病史10年,间断用药;否认糖尿病史。眼科检查:右眼视力0.7,左眼视力0.2;双眼球结膜无充血,双眼角膜透明,双眼前房清亮,双眼瞳孔圆,居中,右眼3mm×3mm,直接,间接对光反应存在;左眼3mm×3mm,表现出相对瞳孔传入障碍;双眼晶体赤道皮质浑浊;眼底:右眼视盘边界清,色正常,生理凹陷无扩大,右眼中心凹反光存在,A/V=1/2;左眼视盘色略潮红,边界尚清,颞上支视网膜静脉迂曲、怒张,视网膜点片状出血,呈放射状,近大血管处见棉绒斑,上方黄斑部点状出血,水肿,动脉细。

问题

　◆ 诊断是什么？

　◆ 诊断依据是什么？

　◆ 需做哪些辅助检查？

　◆ 治疗方案是什么？

参考答案和提示

　◆ **诊断**　左眼视网膜分支静脉阻塞，左眼黄斑水肿。

　◆ **诊断依据**　无痛性视力下降；有高血压病史；左眼瞳孔表现出相对瞳孔传入障碍；左眼底：颞上支视网膜静脉迂曲、怒张，周视网膜点状出血，呈放射状，近大血管处见棉绒斑，上方黄斑部点状出血，水肿，动脉细。

　◆ **需做哪些辅助检查**　FFA，视野，眼电生理等。

　◆ **治疗方案**　全身病因检查，药物治疗，激光治疗（注意掌握激光治疗的时机）。

临床思维：视网膜静脉阻塞

视网膜静脉阻塞的特征是：视网膜血液淤滞、视网膜出血和水肿。可分为视网膜中央静脉阻塞及视网膜静脉分支阻塞，是临床上常见的视网膜出血性疾病之一。

【病因】

视网膜静脉阻塞的发病受多种因素影响，如血管壁的改变，血液流变学的改变和血流动力学的改变等，还受眼压及眼局部因素的影响。

【临床表现】

主要症状为中心视力下降，或某一部分视野缺损，但发病远不如动脉阻塞那样急剧和严重，一般尚可保留部分视力。视网膜中央静脉阻塞时，眼底可见广泛的大片出血，可为放射状、火焰状和圆形，出血量多时也可进入玻璃体内。视盘水肿，边界模糊，表面常被出血斑遮盖，视网膜静脉迂曲、怒张，呈紫红色，且常隐埋于水肿或出血斑中，若断若续，形似腊肠状，还可见灰白色棉絮渗出斑。动脉狭窄，压迫眼球时不见静脉搏动。黄斑多伴有水肿。晚期视盘呈继发性萎缩，动、静脉变细。出血和渗出物可以吸收，遗留不规则色素沉着，若为缺血型视网膜中央静脉阻塞，在视盘面和受累静脉的周围出现新生血管，并可导致虹膜红变，新生血管性青光眼，最终视力丧失。分支静脉阻塞主要见于动、静脉交叉处，阻塞支静脉远端表现迂曲、怒张，周围视网膜大片浅层出血，棉绒斑；黄斑水肿。

【辅助检查】

1. 分支静脉阻塞的早期眼底荧光血管造影表现

（1）阻塞处呈强荧光渗漏。

（2）阻塞的近端静脉及毛细血管荧光灌注迟缓，严重者呈无灌注区。

（3）出血遮蔽荧光。

（4）远端的静脉及毛细血管有渗漏，后期此区组织染色呈片状强荧光。

（5）黄斑水肿呈囊样强荧光。

2. 分支静脉阻塞后期荧光造影表现

（1）毛细血管闭塞区为无灌注区。

（2）侧支形成。

（3）闭塞区的边缘出现微动脉瘤,可出现渗漏。

（4）新生血管早期有渗漏;黄斑囊样水肿呈花瓣状荧光斑。

3. 中央静脉阻塞的荧光造影表现为

（1）视网膜内大量出血,使脉络膜及视网膜荧光遮蔽。

（2）出现无灌注区及毛细血管无灌注区。

（3）黄斑深层水肿。

（4）静脉壁着色或渗漏。

（5）新生血管及荧光素渗漏。

（6）视盘周围辐射状毛细血管代偿性扩张。

4. 眼电生理　视网膜电图:发病初期正常,若阻塞不能消除,ERG 中 b 波逐渐减低可形成负波形;若振幅越来越小,则预后不良。视野:视野缺损,缩小,暗点等。

【并发症及后遗症】

1. 黄斑水肿　此疾病是造成视力下降的主要原因。

2. 新生血管;缺血型静脉阻塞导致新生血管形成,其发生率在中央静脉阻塞为29.7%~66.7%。

3. 新生血管性青光眼。在中央静脉阻塞后 3~4 个月,约 5%~20% 的患者可出现虹膜新生血管,并继发新生血管性青光眼。

【治疗】

1. 治疗原发病。

2. 药物（纤溶与抗凝）与中医中药（活血化瘀）　效果不确。

3. 激光光凝治疗　如视网膜荧光血管造影显示为缺血型,考虑施行视网膜激光光凝术。激光治疗目的有二:一是治疗慢性黄斑囊样水肿,二是破坏毛细血管无灌注区,以减少新生血管的形成。

4. 手术治疗　发生玻璃体积血 6 个月以上或发生牵拉性视网膜脱离者,需行玻璃体切割术。

第三节　视网膜静脉周围炎

案例 9-5

　　患者,男,30 岁 因"右眼突然视不清 2 天"为主诉求诊。否认眼红、眼痛、畏光、流泪,无明显原因可循。既往体健,否认高血压、糖尿病史;否认外伤史,否认其他眼病史。眼部检查:右眼视力指数/20cm,左眼视力 1.2;双眼球结膜无充血,双眼角膜明,双眼前房清亮,双侧瞳孔圆,3mm×3mm,直接对光反射存在,右眼稍迟钝;眼底检查:小瞳孔下见右眼玻璃体出血性浑浊,右眼底视不见。左眼视乳头正常,生理凹陷无扩大,左黄斑中心反光存在,后极网膜未见明显出血渗出;散瞳后检查:右玻璃体出血,右眼底视不清,左眼底视乳头色正常,生理凹陷无扩大,黄斑中心反光存在,周边网膜血管见白鞘,部分血管闭锁白线,周围散在浅层出血。

问题

◆ 可能诊断是什么?

◆ 请说出诊断依据是什么?

◆ 需做哪些辅助检查?

◆ 需与哪些疾病鉴别?

◆ 治疗方案是什么?

参考答案和提示

◆ 诊断　右眼玻璃体出血,双眼视网膜静脉周围炎。

◆ 诊断依据

1. 男性,30岁;否认高血压、糖尿病史;否认外伤史。

2. 右眼玻璃体出血,右眼底视不清,左眼底视乳头色正常,生理凹陷无扩大,黄斑中心反光存在,周边网膜血管见白鞘,部分血管闭锁白线,周围散在浅层出血。

◆ 需做哪些辅助检查　眼底荧光血管造影,眼部B超,全身疾病检查以除外结核、风湿等疾病。

◆ 需与哪些疾病鉴别

1. 糖尿病视网膜病变　患者没有糖尿病病史,眼底检查不符合糖尿病眼底改变。

2. 视网膜静脉阻塞　患者双眼眼底病变,表现在末梢静脉血管有白鞘,不符合静脉阻塞表现。

◆ 治疗

1. 病因治疗　如有结核,应按结核治疗。患者为新鲜出血,可采用活血化淤治疗,观察出血吸收及眼底病变发展情况。必要时予以激素治疗。

2. 激光治疗　出血吸收,根据造影结果,决定激光治疗范围。如发生增殖性病变或牵拉性视网膜脱离,需行玻璃体手术。

临床思维:视网膜静脉周围炎

视网膜静脉周围炎亦称Eales病,或青年性复发性视网膜玻璃体出血。

【病因】

病因不明,以往认为是视网膜或其血管对结核蛋白的一种变态反应,多见于男性青壮年,双眼先后或同时发病。

【临床表现】

病变多先从末梢静脉开始,逐渐向静脉主干侵及。因此,病变初期多不自觉,或仅有眼前飞蚊征,常不引起患者注意。多于玻璃体出血后引起患者注意,患者眼前常有条索状黑影,随眼球转动而飘动;出血多时,可有红视,视力极度下降,甚至仅辨指数、手动或光感。因此,遇到有飞蚊的年轻病例,需散瞳检查,否则不易发现周边眼底病变。

发病早期眼底周边部小静脉壁上出现白鞘,附近可见到点状或火焰状出血。静脉因收缩牵拉,呈现曲张、折断和不规则状态。病情发展,静脉可破裂或血栓形成而发生大出血。出血进入玻璃体内,眼底无法窥见。初次发作出血一般可以吸收,视力多可恢复正常,如反复出血,因血液凝固和机化,可在玻璃体内形成大小不一与形状不同的结缔组织条索或膜状物,其上有新生血管,称为增殖性玻璃体视网膜病变,可发生牵拉性视网膜脱离,此阶段视力多难以恢复,如出血过多,可继发出血性青光眼、并发白内障等。

通过荧光血管造影检查,可发现小静脉迂曲渗漏,附近有无灌注区,周围有新生血管形成,新生血管部位有广泛渗漏,水肿区有荧光素染色,出血斑遮盖荧光。在静止期病变,小静脉壁荧光染色,附近的血管吻合及新生血管明显扭曲伴有渗漏。

【治疗】

1. 病因治疗　如有结核,应按结核治疗。

2. 一般疗法　患者为新鲜出血,可采用活血化淤治疗,观察出血吸收及眼底病变发展情况。必要时予以激素治疗。

3. 激光治疗　出血吸收,根据造影结果,决定激光治疗范围。如发生增殖性病变或牵拉性视网膜脱离,需行玻璃体手术。

复 习 题

一、A 型选择题

1. 黄斑部樱桃红斑出现在以下哪种疾病中(　　　)
   A. 视网膜中央静脉阻塞　　　　　　B. 年龄相关性黄斑变性
   C. Coats 病　　　　　　　　　　　D. 视网膜中央动脉阻塞

2. 以下哪项疾病属于急症(　　　)
   A. 黄斑囊样水肿　　　　　　　　　B. 视网膜静脉阻塞
   C. 视网膜静脉周围炎　　　　　　　D. 视网膜中央动脉阻塞

3. 以下哪项疾病不属于视网膜血管性疾病(　　　)
   A. 视网膜中央动脉阻塞　　　　　　B. 糖尿病性视网膜病变
   C. 中心性渗出性脉络膜视网膜病变　D. 视网膜静脉周围炎

4. Eale 病的临床表现描述中,错误的是(　　　)
   A. 多发生于 20~40 岁的男性　　　　B. 周边部小血管闭塞
   C. 复发性玻璃体出血　　　　　　　D. 仅动脉受累

5. 视网膜分支静脉阻塞描述中,错误的是(　　　)

　　A. 动静脉交叉处、动脉壁增厚对静脉的压迫为最常见原因

　　B. 缺血型视力预后差

　　C. 鼻侧支阻塞最常见

　　D. 视网膜新生血管及黄斑水肿,是视力丧失的两个主要原因

6. 以下哪项疾病好发于年轻人(　　　)

　　A. 视网膜静脉周围炎　　　　　　　B. 视网膜中央静脉阻塞

　　C. 年龄相关性黄斑变性　　　　　　D. 特发性黄斑裂孔

二、B 型选择题

问题 1~4

　　A. 视网膜深层出血　　　　　　　　B. 视网膜浅层出血

　　C. 视网膜前出血　　　　　　　　　D. 视网膜下出血

　　E. 玻璃体出血

1. 糖尿病导致的视网膜点状出血属于(　　　)

2. 脉络膜新生血管出血常导致(　　　)

3. 高血压导致的视网膜火焰状出血属于(　　　)

4. 表现为半月形积血的是(　　　)

复习题参考答案

一、A 型选择题

1. D　2. D　3. C　4. D　5. C　6. A

二、B 型选择题

1. A　2. D　3. B　4. C

第四节　糖尿病视网膜病变

案例 9-6

　　患者,男,69 岁,维吾尔族,主述"双眼视力下降半年,右眼视物不清 3 天"。糖尿病史 10 年,血糖控制不稳定。否认外伤史,否认既往有眼红、眼痛等眼疾史。外院诊断"白内障",局部点眼液,不详。未做眼部 B 超等检查。眼科检查:右眼视力手动,左眼视力 0.4;双眼球结膜无充血,双眼角膜明,双眼前房清,双眼瞳孔圆,约 3mm×3mm,对光反射存在,双眼晶体密度高,右眼玻璃体出血浑浊,右眼底视不清,左眼底视乳头色正常,生理凹陷无扩大,视网膜可见点片状出血及软性渗出,黄斑可见硬性渗出,黄斑中心反光不清,A/V=1/2。

问题

◆ 可能的诊断是什么?

◆ 诊断依据是什么?

◆ 需做哪些辅助检查?

◆ 需与哪些疾病鉴别?

◆ 治疗方案是什么?

参考答案和提示

◆ 诊断 双眼糖尿病视网膜病变(右眼增殖期,左眼非增殖期);左眼糖尿病黄斑水肿。

◆ 诊断依据

1. 患者有糖尿病史 12 年,血糖控制不稳定。

2. 否认外伤史,否认既往有眼红、眼痛等眼疾史。

3. 右眼玻璃体出血浑浊,右眼底视不清,左眼底视乳头色正常,生理凹陷无扩大,视网膜可见点片状出血及软性渗出,黄斑可见硬性渗出,黄斑中心反光不清,A/V = 1/2。

◆ 需做哪些辅助检查 眼 B 超、眼底荧光造影、OCT、眼压等检查;需做全身检查,了解血糖、血脂、血压、心血管、肾脏功能等。

◆ 需与哪些疾病鉴别

1. 视网膜静脉阻塞 患者有糖尿病病史,左眼已出现糖尿病视网膜病变的表现。

2. 但也不能除外是静脉阻塞引起的,待出血吸收后,眼底检查及眼底荧光造影检查可鉴别视网膜静脉阻塞。

3. 视网膜静脉周围炎 与年龄不符。

◆ 治疗方案

1. 控制血糖,控制血压、血脂。

2. 根据左眼眼底荧光造影结果决定右眼视网膜激光光凝部位、范围。

3. 右眼底出血 2 天,可观察 1~3 个月;玻璃体积血不吸收:行玻璃体手术治疗;积血吸收:眼底造影后行右眼视网膜激光光凝术。

案例 9-7

患者,女,50 岁,发现糖尿病 3 年,血糖控制稳定。患高血压十年。否认外伤史,否认既往有眼红、眼痛等眼疾史。主诉"双眼视力下降 3 个月余,左眼视不见物伴眼红痛 2 周"。否认畏光、流泪,否认眼部分泌物增多史。眼科检查:右眼视力 0.1,左眼视力光感;右眼球结膜无充血,右眼角膜明,右眼前房清,右眼瞳孔圆,约 3mm×3mm,对光反射存在,右眼晶体后囊下浑浊,右眼下方玻璃体出血浑浊,模糊可见视盘面及上方血管弓旁大片纤维血管膜增殖,颞上方视网膜前出血,4PD 大小,动脉细,静脉迂曲,粗细不均,黄斑下方出血遮蔽,上方水肿。左眼球结膜深充血,角膜上皮水肿,左眼前房清,左眼虹膜面见大量新生血管,左眼瞳孔圆,6mm×6mm,瞳孔缘色素外翻,直接对光反射消失,左眼晶体及眼底视不清。眼压:右眼 14mmHg,左眼 50mmHg。眼 B 超:右眼玻璃体出血,玻璃体视网膜增殖性改变。左眼玻璃体出血浑浊。

问题

◆ 该病诊断是什么?

◆ 诊断依据是什么?

◆ 治疗方案是什么?

参考答案和提示

◆ **诊断** 双眼糖尿病视网膜病变(增殖期);左眼新生血管性青光眼;右眼并发白内障。

◆ **诊断依据**

1. 有糖尿病史,否认外伤史及其他眼疾史。

2. 眼部检查 右眼晶体后囊下浑浊,右眼下方玻璃体出血浑浊、模糊,可见视盘面及上方血管弓旁大片纤维血管膜增殖,颞上方视网膜前出血;左眼球结膜深充血,角膜上皮水肿,左眼前房清,左眼虹膜面见大量新生血管,左眼瞳孔圆,6mm×6mm,瞳孔缘色素外翻,直接对光反射消失,左眼晶体及眼底视不清。

3. 眼压 右眼眼压14mmHg,左眼眼压50mmHg。

4. 眼 B 超 右眼玻璃体出血,玻璃体视网膜增殖性改变。左眼下方玻璃体腔出血浑浊。

◆ **治疗方案** 控制血糖;控制血压、血脂;右眼需行玻璃体联合手术治疗;左眼药物降眼压,根据眼底情况尽快行广泛视网膜激光光凝术,如眼压控制不良,根据视力结果,需考虑手术降低眼压。

临床思维:糖尿病视网膜病变

糖尿病性视网膜病变(DiabeticRetinopathy,DR)是目前发达国家最重要的四大致盲的眼病之一。

【现状】

国外的经验表明,发展中国家的经济状况从贫穷向富裕的速度越快,糖尿病的患病率增高亦越大。1981 年,我国糖尿病患病率仅 0.73%,1994 年,北京地区调查表明其患病率已增长为 3.44%,经人口标准化后患病率高达 4.13%,比 1981 年增加了 4.8 倍。随着糖尿病患病率的增加,DR 在我国已成为成年人低视力和盲目的主要原因之一。

DR 的发生和发展,不仅取决于代谢障碍的程度,还与糖尿病的发病年龄、病程长短、遗传因素、糖尿病控制情况有关。糖尿病病程越长,DR 发生率越高,糖尿病发病 5 年后,DR 发生率约为25%,10 年后增至 60%,15 年后可高达 75%~80%。

【病理】

糖尿病性视网膜病变临床病理过程:糖尿病是糖代谢紊乱为主的多系统疾病,致使视网膜毛细血管基膜增厚,壁内周细胞丧失,内皮细胞受损,毛细血管内皮细胞失去屏障功能,微血管瘤形成,视网膜毛细血管和小动脉闭锁,新生血管和纤维组织增生,玻璃体内纤维血管组织收缩,视网膜脱离。

【分类】

糖尿病视网膜病变分为:

1. 非增殖性糖尿病性视网膜病变 视网膜后极部首先出现微动脉瘤、出血、渗出物和静脉扩张。微动脉瘤数目不等,常位于后极部视网膜深层,呈紫红色小球状。荧光血管造影:微动脉瘤在静脉早期充盈,通常表现为边界清晰的小圆形荧光点,大小约 20~30μm,间或可见与微动脉瘤相连,常在小的毛细血管闭塞区周围出现,由扩张的毛细血管将微动脉瘤连接形成串珠状外观,毛细血管扩张可显示荧光渗漏。毛细血管无灌注区是较严重的视网膜病变区,荧光造影表现为视网膜上呈斑点状或片状无荧光区。当动、静脉相互交通和短路时,有轻度的荧光素渗漏。硬性渗出物边缘有荧光素渗漏。

2. 增殖性糖尿病性视网膜病变 此型特征是出现新生血管及增殖性病变,脆弱的新生血管易引起反复出血,伴有视网膜纤维组织增殖,新生血管形成是从血管内皮细胞芽开始,可通过内界膜伸展到视网膜表面;视盘前新生血管纤维增殖,通常呈扇形或辐射状伸长,常黏附在玻璃体后面,甚至突入玻璃体中,可导致玻璃体出血和牵拉性视网膜脱离。

【DR 所致视力减退】

糖尿病性视网膜病变造成视力减退的原因有:黄斑病变(如黄斑水肿、黄斑缺血、黄斑异位等),玻璃体出血,增殖性玻璃体视网膜病变,牵拉网脱,糖尿病视神经病变,新生血管新青光眼等。

【治疗】

1. 药物治疗 全身病变的控制:满意的血糖控制是根本治疗。还应注意全身其他情况,如贫血、低蛋白血症及肾功能衰竭均是眼底治疗预后不良因素。药物:目前尚无有效阻止 DR 病变发展的药物。

2. 每 6 个月~1 年定期做眼底或眼底荧光血管造影检查。

3. 增殖型早期应采用激光光凝术治疗病变区或采用广泛视网膜光凝术。

4. 眼底激光治疗与玻璃体视网膜手术治疗的关系:

增殖型 DR 的视网膜、视盘新生血管侵入到玻璃体,可破裂产生严重的玻璃体出血、黄斑前出血;新生血管沿着部分玻璃体后脱离的界膜生长,收缩牵拉引起视网膜脱离,特别是侵犯黄斑区;牵拉性视网膜脱离合并视网膜破孔,均需通过玻璃体视网膜手术解决。手术目的是切除玻璃体积血,恢复屈光间质清晰;切断、切除增殖膜,解除对视网膜尤其对黄斑区的牵引,使视网膜复位;进行眼内激光光凝,以完成有效的全视网膜光凝(PRP),减少出血复发。

进行全视网膜光凝之前玻璃体内已有出血、新生血管纤维膜生长或局限视网膜脱离,仍可考虑进行部分 PRP,待出血吸收再补加被遮挡部分的光凝。成功 PRP 可能会控制病情的发展,但玻璃体内纤维增殖不能解决,不能排除严重玻璃体出血再发或视网膜脱离扩大的可能。玻璃体手术技巧目前已较为成熟,可避免很多并发症,因此手术指征可适当放宽,时机可适当提前。较晚手术虽然可以成功,但由于严重的视网膜及血管本身病变使视力恢复很差。

复　习　题

单项选择题

1. 临床上最早出现的、比较确切的糖尿病性视网膜病变的体征是(　　　)
   A. 微动脉瘤　　　　　　　　　　B. 硬性渗出
   C. 视网膜内出血　　　　　　　　D. 视网膜水肿

2. 增殖性糖尿病性视网膜病变最主要的标志是(　　　)
   A. 视网膜的新生血管形成　　　　B. 视网膜硬性渗出
   C. 视网膜水肿　　　　　　　　　D. 视网膜前膜

3. 糖尿病引起的眼部并发症有(　　　)
   A. 虹膜红变,新生血管性青光眼　B. 虹膜睫状体炎
   C. 晶状体及屈光度变化　　　　　D. 以上都是

复习题参考答案

单项选择题

1. A　2. A　3. D

第五节　视网膜母细胞瘤

案例 9-8

患儿,男,2 岁;患儿母亲述"发现患儿右眼瞳孔区黄色反光 2 周"。患儿足月顺产,母乳喂养,无吸氧史。眼科检查:视力不会查,双眼球结膜无充血,双眼角膜透明,双前房清,双瞳孔圆,右眼 4mm×4mm,直接对光反射迟钝,左眼 3mm×3mm,直接对光反射灵敏,散瞳后查:右眼底见黄色结节状隆起,向玻璃体腔突起,表面不平,可见出血。左眼底未见明显异常。

问题

◆ 最可能的诊断是什么?

◆ 还需做哪些检查?

◆ 需与哪些疾病鉴别?

◆ 治疗是什么?

参考答案和提示

◆ 最可能的诊断　右眼视网膜母细胞瘤。

◆ 诊断依据　男性,2 岁;足月儿顺产,母乳喂养,无吸氧史。患儿母亲述"发现患儿右眼瞳孔区黄色反光 2 周"。眼科检查:视力不会查,右眼球结膜无充血,右眼角膜透明,

右前房清,右瞳孔圆,4mm×4mm,直接对光反射存在,右眼底见黄色结节状隆起,向玻璃体腔突起,表面不平,可见出血。

◆ 还需做哪些检查　眼部影像学检查:眼 B 超,眼眶平片,眼部 CT/MRI。血常规,血生化;胸片,腹部 B 超。

◆ 需与哪些疾病鉴别

1. 早产儿视网膜病变　患儿足月儿顺产,母乳喂养,无吸氧史,单眼玻璃体腔内见黄白色隆起肿物,不符合早产儿视网膜病变;眼部 B 超等辅助检查可与之鉴别。

2. 转移性眼内炎　患儿应有全身感染病灶,有发热等病史,但该患儿无此病史。眼内炎眼部检查:有充血,前房有积脓,玻璃体腔见积脓,行眼 B 超检查及眼部 CT/MRI 等影像学检查可予以鉴别。

3. 渗出性视网膜炎(Coats 病)　该病多发生于 7~8 岁以上男性青少年,多为单眼,眼部检查,视网膜呈白色渗出性脱离,广泛的毛细血管扩张及出血点和胆固醇结晶。而视网膜母细胞瘤多发生于 5 岁以下婴幼儿,玻璃体浑浊较多见,视网膜脱离为实性,血管怒张及新生血管多限于肿瘤区。此外,X 线照片、CT 及超声诊断均有明显不同,可除外 Coats 病。

◆ 治疗　该患儿需行眼球摘除,根据局部及全身检查有无转移、扩散,决定是否行全身化疗及眼部放射治疗。

案例 9-9

患儿,男,1 岁 6 个月,患儿母述"发现患儿右眼发红,黑眼仁发雾,爱哭闹 1 周"求诊。足月顺产儿,无吸氧史,无外伤史。眼科检查:视力不会查,右眼球结膜深充血,右眼角膜水肿雾状浑浊,右前房存在,右眼瞳孔圆,6mm×6mm,直接对光反射消失,右眼底隐约见黄色结节状隆起,位于晶体后方,表面不平有出血。眼压手触右眼 T+2,左眼 Tn。辅助检查:眼 B 超示右眼球内实性占位,突向玻璃体腔,可见钙化斑,左眼球内未见异常。

问题

◆ 最可能的诊断是什么?

◆ 还需做哪些检查?

◆ 需与哪些疾病鉴别?

◆ 需何种治疗?

参考答案和提示

◆ 可能的诊断　右眼视网膜母细胞瘤,右眼继发性青光眼。

◆ 还需做哪些检查　眼部及头颅 CT 检查:了解有无眶内、颅内扩散,视神经有无增粗。胸片、腹部 B 超等全身检查:除外全身转移。

◆ 治疗　该患儿需行眼球摘除术,视神经需切除 10mm 以上,并病理检查有无肿瘤扩散,如有扩散,需进一步行放射治疗及/或化学疗法。

临床思维:视网膜母细胞瘤

视网膜母细胞瘤是一种世界性眼病。其发病无种族差异,也无性别差异。发病率从1∶34 000~1∶16 000不等。在婴幼儿眼病中,是性质最严重、危害性最大的一种恶性肿瘤,具有家族遗传倾向,多发生于5岁以下,可单眼、双眼先后或同时罹患,本病易发生颅内及远处转移,常危及患儿生命,因此早期发现、早期诊断及早期治疗是提高治愈率、降低死亡率的关键。单眼病例约占60%~82%,双眼病例约占18%~40%。

【分期】

根据肿瘤的表现和发展过程一般可分四期。

1. 眼内生长期　开始在眼内生长时,外眼正常,一般不易被家长发现。当肿瘤增殖突入到玻璃体或接近晶体时,瞳孔区出现黄光反射,故称黑矇性猫眼,此时常因视力障碍而瞳孔散大、白瞳症或斜视而被家长发现。眼底可见圆形或椭圆形,边界清楚,单发或多发,白色或黄色结节状隆起,表面不平,大小不一,有新生血管或出血点。视网膜可发生无裂孔性实性扁平脱离,也可形成假性前房积脓、角膜后沉着物,虹膜表面形成灰白色肿瘤结节,可为早期诊断提供一些临床依据。

2. 青光眼期　由于肿瘤逐渐生长、体积增大、眼内容物增加,使眼压升高,引起继发性青光眼,出现眼痛、头痛、恶心、呕吐、眼红等。儿童眼球壁弹性较大,长期的高眼压可使球壁扩张,眼球膨大,形成特殊的所谓"牛眼"外观,大角膜,角、巩膜葡萄肿等,所以应与先天性青光眼等鉴别。

3. 眼外期　最早发生的是瘤细胞沿视神经向颅内蔓延,由于瘤组织的侵蚀使视神经变粗,如破坏了视神经孔骨质,则视神经孔扩大,但在X线片上即使视神经孔大小正常,也不能除外球后及颅内转移的可能性。肿瘤穿破巩膜进入眶内,导致眼球突出;也可向前引起角膜葡萄肿或穿破角膜在球外生长,甚至可突出于睑裂之外,生长成巨大肿瘤。

4. 全身转移期　转移可发生于任何一期,例如发生于视神经乳头附近的肿瘤,即使很小,在青光眼期之前就可能有视神经转移,但一般讲其转移以本期为最明显。转移途径:多数经视神经或眶裂进入颅内;经血行转移至骨及肝脏或全身其他器官;部分是经淋巴管转移到附近的淋巴结。

【诊断】

依据病史、年龄和临床症状、体征及辅助检查。辅助检查包括:

1. X线片　可见到钙化点,或视神经孔扩大。

2. B超检查　眼球内实性占位,突向玻璃体腔,可见钙化斑。

3. CT检查

(1)眼内高密度肿块。

(2)肿块内钙化斑,30%~90%病例有此发现可作为诊断根据。

(3)视神经增粗,视神经孔扩大,说明肿瘤向颅内蔓延。

【鉴别诊断】

视网膜母细胞瘤发展到三四期后诊断是容易的,但在一二期时比较困难,在瞳孔区晶状体后方可出现白色反光或黄白色组织块,称"白瞳症",引起该表现的其他疾病有:早产儿视网膜病变;转移性眼内炎;渗出性视网膜炎(Coats 病)等。因此,需综合年龄、是否为早产儿/低体重儿、眼部表现及影像学等辅助检查进行诊断。

【治疗】

手术仍是目前较好的治疗方法。如是单眼,肿瘤尚局限于眼球内时,要早期行眼球摘除术。手术时切断的视神经不能短于 1cm。术后病理检查,如发现肿瘤已侵及视神经残端者,应进行放疗,如眶内容物亦受累还应进行眶内容物剜除术,术后放疗加化疗。

1. 对位于赤道部以前的视网膜周边部孤立的较小肿瘤,可行冷凝术。

2. 光凝疗法　仅用于小而孤立的肿瘤(直径 3mm),黄斑部及视神经大血管附近的肿瘤不能用本法,以免视力及血管损伤。

3. 化学疗法　仅能起到辅助治疗的目的,常与放疗、光凝、冷凝等疗法合并应用,以提高疗效。

4. 光动力疗法(血卟啉衍生物 HPD-激光)　作用机制:HPD 能选择性的被恶性肿瘤组织摄取,经一定波长的光能照射后产生动力效应,诱发单态氧等自由基参与的生物氧化反应,引起瘤细胞毒性作用而变性坏死,从而有效杀死瘤细胞。

5. 免疫疗法　目前认为本病与免疫改变有关,故设想采用免疫抑制剂治疗,以控制肿瘤的增殖,也可用特异性 Rb 转移因子、基因工程 Rb 单克隆抗体及其生物导弹、细胞因子(rIL-2、rIFN、rTNF)、TIL、LAK 细胞等联合治疗。

复　习　题

一、单项选择题

1. 儿童最常见的原发性眼内恶性肿瘤是(　　　)

　　A. 神经鞘瘤　　　　　　　　B. 横纹肌肉瘤　　　　　　C. 脉络膜黑色素瘤

　　D. 视网膜母细胞瘤　　　　　E. 脑膜瘤

2. 视网膜母细胞瘤描述错误的是(　　　)

　　A. 双眼发病约占 30%~35%

　　B. 可出现钙化灶

　　C. 是儿童最常见的原发性眼内恶性肿瘤

　　D. 90% 发生于 3 岁以前

　　E. 男性多于女性

二、简答题

简述视网膜母细胞瘤的鉴别诊断。

复习题参考答案

一、单项选择题

1. D　2. E

二、简答题

略

第六节　视网膜脱离

案例 9-10

患者,男,64 岁,因"左眼红痛伴视力下降 2 周"外院治疗无效来我院。右眼 5 年前失明,原因不详,未治疗过;有"关节炎"病史;否认"高血压,糖尿病"等病史。眼科检查:右眼无光感,左眼视力 0.1。右眼球萎缩,左眼球结膜深充血,角膜后灰色尘状 KP(++),房光(++),左眼瞳孔药物散大,左眼晶体浑浊,左眼玻璃体浑浊,左眼视网膜下方脱离,未见网膜裂孔。

问题

◆ 最可能的诊断是什么?

◆ 还需做哪些检查?

◆ 需与哪些疾病鉴别?

◆ 治疗是什么?

参考答案和提示

◆ 最可能的诊断　左眼渗出性视网膜脱离;左眼葡萄膜炎;左眼并发白内障;右眼球萎缩

◆ 还需做检查　三面镜或间接眼底镜检查有无裂孔,进一步除外裂孔源性视网膜脱离;还可做眼底血管造影,眼 A/B 超等。

◆ 需与哪些疾病鉴别

1. 裂孔源性视网膜脱离　该病也会有 KP,房水光阳性,但患者多有近视、外伤等诱因,可以查到裂孔。

2. 眼底肿瘤　可见有实性肿物隆起,眼 A/B 超等影像学检查可鉴别。

◆ 治疗　治疗原发疾病:按葡萄膜炎治疗。

案例 9-11

患者,女,68 岁,因"左眼前黑影飘 1 个月,左眼视力突然下降 1 天"求诊。患者述 1 个月前出现左眼前黑影飘,眼球动,黑影动,眼球不动,黑影也动,视力未受影响,当时去医院做眼部 B 超检查,诊断"双眼玻璃体浑浊",服用"沃立汀,多种维生素"治疗,未见好转。两天前用力抬重物,昨日发现左眼视力下降,发病来无眼红及眼痛,无畏光、流泪等不适。否认高血压、糖尿病等病史。半年前检查视力:右眼 1.5,左眼 1.2。

眼科检查:右眼视力 1.0,左眼指数/20cm;双眼球结膜无充血,双眼角膜清亮,双眼前房清亮,双眼瞳孔等大等圆,药物散大,双眼晶体透明,右眼玻璃体浑浊,左眼玻璃体出血,眼底隐约可见上方周边视网膜似隆起。

问题

◆ 最可能的诊断是什么?

◆ 还需做哪些检查?

◆ 需与哪些疾病鉴别?

◆ 治疗应采取哪些措施?

参考答案和提示

◆ 最可能的诊断 左眼玻璃体出血,左眼裂孔源性视网膜脱离。

◆ 还需做检查 眼 A/B 超,三面镜或间接眼底镜详细检查眼底,了解玻璃体增殖情况,明确有无裂孔、裂孔位置、数量。

◆ 需与哪些疾病鉴别 需与引起玻璃体出血的其他疾病鉴别。

1. 视网膜静脉阻塞,该病患者多有高血压等全身病史,眼底检查可见视网膜有出血、渗出、血管阻塞闭锁呈白线等病变。

2. 糖尿病视网膜病变 患者有糖尿病病史,双眼检查有糖尿病眼底病变改变,容易鉴别。

◆ 治疗 活血化淤,促进玻璃体出血吸收;三面镜或间接眼底镜详细检查眼底,明确裂孔位置、数量,根据玻璃体视网膜有无增殖及其严重程度,决定是行扣带术还是玻璃体手术。

案例 9-12

患者,女,18 岁,因"发现左眼视力下降 1 个月"求诊。否认外伤史,否认眼红、眼痛等。患近视眼 3 年,双眼戴镜-3.00D。眼科检查:右眼视力 0.1,戴 1.0,左眼视力 0.1,戴 0.3;双眼球结膜无充血,双眼角膜透明,双眼前房清亮,双眼瞳孔圆,约 3mm×3mm,对光反射存在,小瞳孔见双眼晶体透明。眼底:双眼视乳头颜色正常,生凹无扩大,边界清,右眼黄斑中心凹反光存在,左眼黄斑部似水肿,中心凹反光消失。

问题

◆ 最可能的诊断是什么?

◆ 为明确诊断,最快、最简单的检查是什么?

参考答案和提示

◆ 最可能的诊断 左眼视网膜脱离。

◆ 最快、最简单的检查 快速散瞳剂散瞳检查眼底,明确有无视网膜脱离及范围。

案例 9-13

患者,男,20 岁,因"右眼上方黑影遮挡 1 周"求诊。患近视眼 5 年,双眼戴镜 -5.00D。眼科检查:右眼视力 0.1,戴 0.3,左眼视力 0.1,戴 1.0;双眼球结膜无充血,双眼角膜透明,双眼前房清亮,双眼瞳孔圆,约 3mm×3mm,对光反射存在。散瞳后见:双眼晶体透明,双眼玻璃体浑浊。眼底:双眼视乳头颜色正常,生凹无扩大,边界清,右眼下方视网膜4~7点脱离,三面镜检查见6点位周边视网膜见一圆孔。左眼底视网膜平伏。

问题

◆ 最可能的诊断是什么?

◆ 治疗措施是什么?

参考答案和提示

◆ 最可能的诊断　右眼裂孔源性视网膜脱离。

◆ 治疗　该患者可行巩膜外冷凝术及巩膜外硅胶外加压术。

案例 9-14

患者,男,72岁,"体检发现右眼视力差1周"求诊。高血压病史10年,间断用药,否认糖尿病病史。眼科检查:视力右眼,指数/20cm,左眼0.8;双眼球结膜无充血,双眼角膜透明,双眼前房清亮,双眼瞳孔圆,3mm×3mm,右侧对光反射迟钝,左侧灵敏,双眼晶体后囊下轻度浑浊,双眼玻璃体浑浊。眼底:右视乳头颜色正常,边界清楚,视网膜8~4点脱离,上方血管弓旁可见裂孔,颞上方血管闭锁白线。左眼底:视乳头颜色正常,生凹无扩大,左眼黄斑中心反光存在,A/V=1/2

问题

◆ 最可能的诊断是什么?

◆ 还需做哪些检查?

◆ 治疗措施是什么?

参考答案和提示

◆ 最可能的诊断　右眼牵拉裂孔性视网膜脱离,右眼视网膜分枝静脉阻塞。

◆ 还需做哪些检查　眼底血管透影,眼A/B超,眼电生理等。

◆ 治疗　需行玻璃体手术治疗。

临床思维:视网膜脱离

【病因及分类】

视网膜脱离是视网膜的神经上皮层与色素上皮层的分离。按病因可分为孔源性、牵拉性和渗出性视网膜脱离。

1. 渗出性视网膜脱离可发生于眼内的严重炎症、眼部或全身循环障碍、脉络膜或眶部肿瘤等,视网膜多无裂孔,病因控制后,脱离的视网膜多可复位。

2. 牵拉性视网膜脱离是由于视网膜的增殖膜或机化组织收缩造成对视网膜的牵拉,牵拉也可导致裂孔,造成牵拉孔源性视网膜脱离。常见于增殖性糖尿病视网膜病变、眼外伤、长期视网膜脱离、炎症等。

3. 孔源性视网膜脱离多见于中年或老年人,多数有近视,双眼可先后发病。发病的诱因有视网膜周边部的格子状和囊样变性,玻璃体液化变性和视网膜粘连,这些诱因又和年龄、遗传、外伤等因素有关,玻璃体对视网膜的牵引,在发病机制上更显得重要。

【临床表现】

在脱离对侧的视野中出现云雾状阴影。黄斑区发生脱离则中心视力显著下降,并有视物变形等。视力减退的程度取决于脱离的部位、范围、玻璃体浑浊程度和变性等因素。如果视网膜全脱离,视力减至光感或完全丧失。由于眼内液更多地通过色素上皮进入脉络膜致使眼压偏低。

眼底检查可见脱离区的视网膜失去了正常的红色反光而呈灰色或青灰色,表面有暗红色的血管爬行。隆起的视网膜宛如山岗起伏,隆起度高而范围广者可遮蔽视盘,并有皱襞。扁平的脱离及下方脱离,如果不详细检查常易漏诊。在视网膜脱离中常可发现裂孔,裂孔呈红色,多见于颞上,其次是颞下,鼻侧最少见。锯齿缘部的裂孔,多在颞下或下方,裂孔也可发生于黄斑区或尚未脱离的视网膜,裂孔的大小及数目不等,可为圆形或马蹄形裂孔,也有条纹状、锯齿缘离断和形状不规则的裂孔,脱的视网膜有时隆起度很高可将裂孔遮蔽。

【治疗】

寻找裂孔和手术封闭裂孔是治疗本病的关键。采用手术封闭裂孔,方法较多,可采用光凝或冷凝疗法,合并放出视网膜下液法、巩膜外加压术及环扎术等方法。复杂病例需同时进行玻璃体手术。

【病程及预后】

病程进展快慢不一。如果不治疗,将引起视网膜全脱离,玻璃体浑浊加重,并导致瞳孔闭锁、并发性白内障、继发性青光眼或眼球萎缩。周边部脱离经治疗后预后较好,黄斑区受累在1~2个月以上者,即使手术治疗复位,视功能也难恢复。老年人及高度近视患者,由于视网膜的退行性变,治疗效果也差。

复 习 题

一、A 型选择题

1. 裂孔性视网膜脱离裂孔最多见于( )
   A. 颞上象限 B. 颞下象限
   C. 鼻上象限 D. 鼻下象限

2. 以下哪项疾病不属于视网膜血管性疾病( )
   A. 视网膜中央动脉阻塞 B. Coats 病
   C. 糖尿病性视网膜病变 D. 视网膜脱离

3. 裂孔源性视网膜脱离的治疗关键( )
   A. 寻找和封闭裂孔 B. 放出视网膜下液
   C. 单纯巩膜环扎术 D. 玻璃体手术

二、B型选择题

问题 1~5

A. 裂孔性视网膜脱离 B. 渗出性视网膜脱离

C. 牵拉性视网膜脱离 D. 盘状视网膜脱离

E. 大泡状视网膜脱离

1. Vogt-小柳原田病可导致(　　　)

2. 糖尿病性视网膜病变可导致(　　　)

3. Coats 病常导致(　　　)

4. 中心性浆液性脉络膜视网膜病变若使用激素可导致(　　　)

5. 视网膜格子状变性伴有玻璃体牵拉时可导致(　　　)

复习题参考答案

一、A型选择题

1. A　2. D　3. A

二、B型选择题

1. B　2. C　3. B　4. E　5. A

第十章　视神经疾病

第一节　视　神　经　炎

案例 10-1

患者,女,26 岁,主诉:左眼突然视力下降 4 天,伴眼球转动疼痛。眼科检查:右眼视力 1.0,左眼手动/眼前。眼压:右眼 13mmHg,左眼 15mmHg。双眼球结膜无充血,双眼角膜清,KP 阴性,双眼前房深,房闪阴性。左眼瞳孔中度散大,直径约 5mm,直接对光反射消失,间接对光反射存在,右眼瞳孔 3mm×3mm,直接对光反射存在,间接对光反射消失。双眼晶状体清,双眼玻璃体未见明显浑浊,眼底:左眼视盘充血,水肿,隆起度 < 1D,边界不清,视盘边缘可见小出血点,视盘周静脉轻度怒张,后极区视网膜水肿。右眼视盘色正常,边界清,C/D 约 0.4,中心光反射可见。

问题

 ◆ 可能的诊断是什么?

 ◆ 诊断依据是什么?

 ◆ 还应做哪些检查?

 ◆ 需要鉴别的疾病有哪些?

 ◆ 治疗方案是什么?

 ◆ 预后怎样?

参考答案和提示

 ◆ 可能的诊断　左眼视乳头炎。

 ◆ 诊断依据

1. 左眼突然视力下降 4 天,伴眼球转动疼痛。

2. 视力　左眼手动/眼前。

3. 左眼瞳孔中度散大,直径约 5mm,直接对光反射消失,间接对光反射存在,右眼瞳孔 3mm×3mm,直接对光反射存在,间接对光反射消失。

4. 左眼视盘充血,水肿,边界不清,边缘可见小出血点,隆起度 < 3D,伴后极区视网膜水肿。

 ◆ 还应做检查　眼底荧光血管造影(FFA):视盘强荧光;视野:中心暗点,或哑铃状暗点;视觉电生理检查(VEP,ERG);头颅及视神经 CT/MRI 检查。

 ◆ 鉴别诊断

1. 视网膜中央动脉阻塞　也是急性视力下降,患者多有高血压,动脉硬化,高血脂等全身疾病;眼底表现视乳头水肿不明显,但后极视网膜灰白色水肿,黄斑樱桃红斑,眼底动脉明显变细。眼底血管造影检查动脉充盈时间明显延迟。

2. 缺血性视神经病变 视力突然下降,但无眼球转动痛。眼底检查:视盘稍隆起、颜色稍浅或正常,有时略有充血,边缘模糊呈灰白色,视盘附近视网膜可有少数出血点。视网膜血管无改变,黄斑部正常。视野出现扇形型、水平型、象限型和垂直型缺损。眼底荧光造影检查:早期视盘弱荧光,晚期荧光渗漏。

3. 球后视神经炎 视力急剧下降,伴眼球转动痛,但眼底见视乳头边界清,颜色大致正常,无视盘水肿隆起改变。

4. 视乳头水肿 视力下降不明显,视盘水肿明显,多超过 3D。视野:生理盲点扩大,多为颅内高压引起,多表现双侧视盘水肿。如见到患者一侧视盘水肿,另侧视神经萎缩,称作 Foster-Kennedy 综合征。为萎缩侧额叶下方占位性病变。

5. 严重的高血压 双眼视盘水肿,火焰状视网膜出血和棉绒斑;血压高。

6. 中毒性或代谢性视神经病变 表现进行性无痛性双侧视力下降;有乙醇中毒、服用药物等病史。

◆治疗方案

1. 应尽力找出病因,除去病灶。

2. 大剂量皮质激素治疗。

3. 血管扩张剂,支持疗法等。

4. 如有感染情况,可使用抗生素。

临床思维:视神经炎

视神经炎指视乳头局限性炎症,多见于儿童或青壮年,国内 40 岁以下者约占 80%。

【病因】

常由于全身急性或慢性传染性疾病,也可继发于邻近器官、眼眶和鼻窦炎症或葡萄膜炎蔓延引起。另外,营养和代谢障碍、脱髓鞘疾病、血管性疾病等也是该疾病的发生原因,约半数原因不明。

【临床表现】

表现为单眼或双眼视力的突然急剧下降,数日间恶化,重至黑矇。早期可有前额部疼痛,眼球深部疼痛,尤以眼球转动时明显;部分患者可有不同程度的色觉障碍。体格检查要点:远近视力均高度下降,且不能矫正;瞳孔不同程度散大,直接对光反射迟钝,间接对光反射存在;眼底视盘水肿、充血、出血及渗出。辅助检查:视野可出现中心暗点,旁中心暗点,周边视野缩小(尤以红绿视野改变明显)。眼电生理:VEP 表现为 P_1 波潜伏时延长、振幅下降。

【治疗】

治疗首先应积极寻找病因,针对病因治疗。尽早使用糖皮质激素、抗生素、血管扩张剂和神经营养药物。

第二节 视乳头水肿

临床思维:视乳头水肿

视乳头水肿系视乳头被动性水肿,无原发性炎症,早期无视功能障碍。

【病因】

引起视乳头水肿的原因很多,其中最为重要的和最常见的原因是颅内压增高。导致颅内压增高的主要原因为颅内占位性病变。其他还见眶内,全身原因引起。因此发现视乳头水肿,需进行全面检查,查找引起视乳头水肿的根本原因。

【临床特点】

虽视乳头隆起度>3PD,视乳头周围渗出、出血、视网膜动脉较细,静脉迂曲怒张,但早期患者视力多不受影响。晚期继发性视神经萎缩。辅助检查:视野检查,头颅或眶部 CT 或 MRI,并请神经科会诊。

【治疗】

针对原发病进行治疗。

第三节　球后视神经炎

案例 10-3

　　患者,女,18 岁,主述"右眼视物不清伴眼球转动时疼痛 1 周"。眼部检查:右眼视力0.06,戴镜 0.06,左眼视力 0.08,戴镜 1.0;双眼角膜透明,前房深浅正常,右眼瞳孔 4mm×4mm,右眼直接对光反射迟钝,间接对光反射存在;左眼瞳孔 3mm×3mm,直接对光反应灵敏,间接对光反射迟钝。双眼晶状体无明显浑浊,双眼眼底可见视乳头边界清,颜色大致正常,C/D≈0.3;A/V=2 3,中心凹光反射可见。

问题

　　◆最可能的诊断为什么?

　　◆最具有诊断价值的检查是什么?

　　◆首选的治疗方法是什么?

参考答案和提示

　　◆急性球后视神经炎临床特点　视力突然显著下降,伴有眼球转动痛;瞳孔中度散大,直接对光反射迟钝或消失,间接对光反射存在;眼底基本正常。

　　◆眼电生理 VEP 出现各波潜伏期延长及振幅降低。

　　◆糖皮质激素。

临床思维:球后视神经炎

【分类及分型】

　　球后视神经炎一般分为急性和慢性两类,后者较多见。根据病变累及的部位不同分为 3 种类型:轴性球后视神经炎,球后视神经周围炎,横断性视神经炎。

【诊断要点】

　　单眼或双眼视力突然显著下降,伴有眼球运动时牵引痛或眶后部痛。瞳孔中度散大,直接对光反射迟钝或消失,RAPD 阳性。眼底基本正常。视野出现中心暗点或周边视野缩小。电生理检查中:VEP 出现各波潜伏期延长或振幅降低。CT 或 MRI 以排除颅脑及眼眶周围病变(如视神经脊髓炎、多发性硬化症等),并观察视神经孔有无压迫或狭窄及视神经有无明显增粗。

【治疗】

　　治疗首先应积极寻找病因,针对病因治疗。尽早使用糖皮质激素、抗生素、血管扩张剂和神经营养药物。

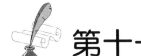# 第十一章 眼视光学

第一节 近 视

案例 11-1

患者,女,15 岁,学生。主诉:双眼视远物不清半年。患者述近半年发现视远物不清,喜欢眯眼,并伴有视物久出现眼胀痛不适等症状。既往史、个人史及家族史无特殊。无眼部外伤史。体格检查:BP 100/80mmHg,R 80 次/分,心、肺、腹、四肢检查未见异常。眼部检查:右眼视力 0.2,近 1.0,左眼视力 0.4,近 1.0;双眼附属器、眼前段及眼底未见异常;眼位:33cm 处角膜映光正位,眼球运动未见异常,眼压正常;托吡酰胺眼液散瞳检影验光结果:右眼-2.00DS=1.0,左眼-1.75DS=1.0;复验时主觉验光结果:右眼-2.00DS=1.0,左眼-1.75DS=1.0。

问题

◆最可能的诊断是什么?

◆诊断依据有哪些?

◆治疗方案是什么?

参考答案和提示

◆诊断 双眼屈光不正(轻度近视)。

◆诊断依据 患者为中学生,双眼视远物不清半年,远视力异常,近视力正常;眼前段及眼底未见异常。睫状肌麻痹后客观检影验光及复验主觉验光为近视。

◆治疗方案

1. 准确验光确定近视度数。

2. 配最低度数最佳矫正视力的凹透镜。

案例 11-2

患者,男,35 岁,主述"自幼视远物喜欢眯眼,有时伴眼前黑影漂浮 20 余年"。患者述自幼视远物喜欢眯眼,有时伴眼前黑影漂浮,既往未诊治过,因近期参加全国律师资格考试培训学习,坐在后排看不清楚黑板上字,故来医院眼科就诊。既往无头痛史,无外伤史,无高血压、糖尿病史,其母患有近视眼,体格检查未见明显异常。眼部检查:右眼视力 0.04 近 1.5,左眼视力 0.06 近 1.5;双眼附属器未见异常,双眼角膜透明,双眼瞳孔直径 3mm×3mm,光反射灵敏,双眼晶体透明,双眼玻璃体浑浊;双眼底:-20.0DS 可窥清眼底:呈豹纹状眼底,双眼视乳头色正常,颞侧见近视弧形斑,黄斑中心凹反光弱,未见出血、渗

出。眼位:33cm 处角膜映光正位,眼球运动未见异常。眼压正常。主觉验光(插片)右眼－11.00DS＝1.0,左眼－10.50DS＝1.0。

问题

◆最可能的诊断是什么?

◆诊断依据是什么?

◆还应做哪些相关检查帮助诊断?

◆最适合的治疗方法是什么?

参考答案和提示

◆诊断　双眼屈光不正(高度近视),双眼玻璃体浑浊。

◆诊断依据　患者自幼视远物喜欢眯眼伴眼前黑影漂动,既往史、个人史无特殊,其母患有近视(考虑家族遗传),眼部检查:右眼视力 0.04 近 1.5/10cm,左眼视力 0.05 近 1.5/10cm,远视力不正常,近视力正常。双眼玻璃体内有絮状物漂浮,一般高度近视眼患者均伴有玻璃体液化或浑浊,双眼底为豹纹状眼底,－20.0DS 才能看清眼底;主觉验光:右眼－11.00DS 左眼－10.50DS。

◆辅助检查

1. 小瞳孔下检影验光确定屈光度数。

2. 双眼 A/B 超检查　A 超检查了解双眼轴长,B 超检查了解玻璃体、视网膜、脉络膜情况,排除视网膜脱离等。

◆最合适的治疗方法

1. 准确验光,佩戴合适自身情况的眼镜。

2. 患者自幼喜欢眯眼但未佩戴近视眼镜,可先验配一定度数而无明显不适的近视眼镜,即(佩戴过渡眼镜),适应后再配足最佳矫正视力的最低度数的近视眼镜。

临床思维:近视

【概念】

近视指眼在无调节的情况下,平行光线经眼球屈光系统折射后聚焦在视网膜前。

【分类】

1. 按屈光成分分为　包括:①屈光性近视;②轴性近视;③混合性近视。

2. 按近视度数分为　包括:①轻度近视<－3.00DS;②中度近视－3.00DS～－6.00DS;③高度近视>－6.00DS。

【病因】

不清。近视的发生受遗传和环境等多因素的综合影响。

【临床表现】

1. 远距离视物模糊,近距离视力好。

2. 初期常有远距离视力波动,注视远物时喜眯眼。

3. 高度近视者还伴有玻璃体液化和玻璃体后脱离,伴夜间视力差,飞蚊征,漂浮物,闪光感,并可发生程度不等的眼底改变——近视弧行斑、豹纹状眼底、黄斑部出血、视网膜下新生血管膜、色素萎缩斑、Fuchs 斑、视网膜周边部格子状变性、囊样变性、眼轴变长(一般>27mm)、眼球突出、后巩膜葡萄肿等。

【并发症】

并发症为玻璃体病变、白内障、青光眼、黄斑病变、后巩膜葡萄肿、弱视、斜视等。

【矫正】

首先须准确验光确定近视度数(14 岁以下用 1%阿托品眼液散瞳 3 天后检影客观验光确定度数,2~3 周后复验主觉验光再确定度数;14 岁以上者可直接用复方托吡酰胺眼液散瞳(睫状肌麻痹)检影验光确定度数,次日瞳孔复原后主觉验光复验度数。其次遵循验配原则:正常视力最低度数最佳视力的矫正原则。最后确定配镜方式:镜框、角膜接触镜、屈光手术等。

复 习 题

单项选择题

1. 近视的原因主要是由于眼球的(　　)
   A. 前后径过短,物像在视网膜之前　　　　B. 前后径过短,物像在视网膜之后
   C. 前后径过长,物像在视网膜之前　　　　D. 前后径过长,物像在视网膜之后
   E. 角膜各经纬线曲率不一致
2. 当眼调节静止时,平行光线经眼的屈光系统后聚焦在视网膜之前,称为(　　)
   A. 近视　　　　　　　　　　　　　　　B. 远视
   C. 散光　　　　　　　　　　　　　　　D. 老视
   E. 屈光参差
3. 近视与何种状态有关(　　)
   A. 眼轴过长　　　　　　　　　　　　　B. 眼轴过短
   C. 眼球突出　　　　　　　　　　　　　D. 屈光力弱
   E. 角膜扁平
4. 需要凹透镜矫正的是(　　)
   A. 老视　　　　　　　　　　　　　　　B. 斜视
   C. 散光　　　　　　　　　　　　　　　D. 远视
   E. 近视

复习题参考答案

单项选择题

1. B　　2. A　　3. A　　4. E

第二节 远 视

案例11-3

患者,女,4岁,初次眼科门诊就诊,患儿家长诉:患儿容易出现眼红,看书时总是把书拿得很近,此情况在上幼儿园时已经出现,其他无明显不适。既往史、个人史及家族史无特殊。顺产,无眼外伤史,体格检查:体位、脉搏、呼吸、血压均未见异常。心、肺、腹部、四肢均未见异常。眼部检查:右眼视力:0.6近0.8,左眼视力:0.7近0.8;双眼附属器未见异常,双眼底:视乳头偏小,偏红,余未见异常。眼肌检查:33cm处角膜映光正位,遮盖、去遮盖未诱出偏斜,眼球运动未见异常。

小瞳孔下检影结果:右眼+0.75DS=1.0 左眼+0.75DS=1.0(影动不稳定),1%阿托品眼液散瞳3天后检影验光:右眼+4.00DS=1.0,左眼+4.00DS=1.0;三周后复查:右眼+2.00DS=1.0,左眼+2.00DS=1.0。

问题

◆最可能的诊断是什么?

◆诊断依据有哪些?

◆如何治疗?

参考答案和提示

◆诊断 双眼屈光不正(双眼远视)。

◆诊断依据 4岁儿童,自幼反复眼红,看书时拿得很近,眼科检查检:右眼视力0.6近0.8,左眼视力:0.7近0.8;远、近视力均不正常,眼前段无异常,眼底:视乳头偏小,偏红;散瞳检影验光:双眼+4.00DS=1.0,瞳孔复原后检影验光:双眼+2.00DS=1.0。

◆治疗 主要验光配镜,患儿睫状肌麻痹下检影验光,瞳孔复原后主觉验光确定屈光度数,按最佳矫正视力的最高度数配镜原则,每半年复查一次,注意屈光度数的变化。配镜处方为:双眼+2.00 DS,由于患者年龄偏小,初次戴镜在使用睫状肌麻痹剂前后远视度相差太大(说明有很高的隐性远视),通常给远视患者保留1.0 DS的张力性调节,所以在处方时将+4.00DS 0DS减去+2.00DS(其中减去1.0 DS为生理性张力,剩余为年龄因素影响)。

案例11-4

患者,男,30岁,初次就诊,主诉"看近物,双眼容易疲劳2个月余",患者既往从事野外地质测量工作,3个月前调至从事电脑前工作的部门,2个月前出现看近物久既眼胀头痛、眼眶酸痛、视物不清;全身无其他不适。既往史,个人史无特殊。眼部检查:右眼视力:1.0近1.0 左眼视力:1.0近1.0,双眼前段检查未见明显异常,眼底:双眼视乳头略显潮红,边界欠清,C/D=0.2双眼黄斑中心凹反光存在,视网膜未见出血渗出。屈光检查:小瞳孔下检影结果,右眼+1.5DS=1.0 左眼+1.5DS=1.0

问题

◆最可能的诊断是什么?

◆诊断依据有哪些?

◆如何治疗?

参考答案和提示

◆**诊断** 双眼屈光不止(远视)。

◆**诊断依据** 青年男性,看近物疲劳2个月余,既往史、个人史无特殊,眼部检查:远近视力正常,屈光间质未见浑浊,眼底未见明显异常;小瞳孔下检影验光为+1.50 DS度数。由于远视眼与调节关系密切,低度远视眼患者,使用一定量调节即可达到看远看近都清晰的效果,但看远看近都需调节,导致视疲劳症状出现,如看近物久既眼胀头痛,眼眶酸痛,视物不清。

◆**治疗** 双眼戴+1.5DS凸透镜矫正。

临床思维:远视

【概念】

平行光线经过调节放松的眼球折射后成像于视网膜之后的一种屈光状态。能被调节所代偿的那一部分远视,称为隐性远视(latenthyperopia),在未行睫状肌麻痹验光时难以发现。随着年龄的增大,调节幅度或能力下降,被调节所代偿的隐性远视则逐渐暴露出来。

【病因及分类】

1. 按性质分

(1)轴性远视:①生理性眼轴过短;②病理性眼轴过短。

(2)屈光性远视:①指数性远视;②曲率性远视。

2. 按远视度数分类

(1)低度远视:<+3.00 DS。

(2)中度远视:+3.00 DS～+5.00 DS。

(3)高度远视:>+5.00 DS。

3. 按病理生理学分类

(1)生理性远视。

(2)病理性远视。

【临床表现】

1. 视力及视力障碍 远视眼的视力好坏与远视程度及绝对性远视程度有密切关系,轻度远视可被调节作用所代偿,而不出现视力降低,但远视如不能被调节作用所代偿,即绝对性远视,常引起不同程度的视力降低。

2. 视疲劳及全身症状 由于远视眼无论视远和视近都必须动用调节作用。故产生视疲劳症状,视力模糊、眼球沉重感、压迫感或酸胀感、头痛等,但经休息或戴上合适的凸透镜后,症状消失,还可能出现神经衰弱或神经功能紊乱等全身症状。

3. 调节和集合联动失调 远视眼者注视远处目标时,两眼视线必须平行,不需要集合,但必须调节,当双眼注视近目标时,所用调节大于集合,造成调节和集合联动关系的失调,轻者成为内斜位,重者出现内斜视。

4. 远视眼前段及眼底变化 中高度远视眼,眼球小,外观眼球轻度凹陷状,前房浅,瞳孔较小,结膜充血、慢性结膜炎,睑腺炎及睑缘炎者,眼底呈现假性视神经炎的改变。

【鉴别诊断】

主要和真性视神经炎或视乳头水肿鉴别,其假性神经炎的典型特征是:视乳头色红暗,边界不清楚,生理凹陷轻或消失,乳头形状不整齐,视乳头周围视网膜有特殊绢丝样反光,无视网膜静脉充血,荧光血管造影时无渗漏及视网膜出血或渗出等。

【治疗】

可以通过框架镜,角膜接触镜或者屈光手术治疗。

第三节 散 光

案例 11-5

患者,女,9 岁,家长带其来院就诊,主诉,看远、看近均视物模糊 3 年,自述很小时就有视力差的现象,但从未就诊,看书时间长时出现眼痛,既往史、个人史、家族史无特殊,体格检查无特殊阳性体征。眼科检查:右眼视力:0.4,近 0.5;左眼视力:0.5,近 0.6;用睫状肌麻痹剂下检影试镜结果:右眼:$-3.50DC×180°=0.6$,左眼$-2.50DC×170°=0.7$。主觉验光结果:右眼:$-3.50DC×180°=0.7$,左眼$-2.0DC×170°=0.7$。

问题

◆诊断为何疾病?

◆诊断依据是什么?

◆如何治疗?

参考答案和提示

◆诊断 双眼屈光不正(近视散光);双眼屈光不正性弱视。

◆诊断依据

1. 9 岁儿童,自幼视物不清,个人史、家族史无特殊。

2. 裸眼视力:右眼 0.4,近 0.5;左眼:0.5,近 0.6。

3. 检查验光度数为近视散光。

4. 矫正视力达不到正常。

5. 双眼前段及眼底未见器质性病变。

◆治疗

1. 验光配镜　用柱镜矫正,儿童应给予全部矫正。

2. 成人配镜应适当度数。

3. 不能适应全部矫正,可先给予低度数矫正,再逐渐增加度数。

4. 不规则散光不能用柱镜矫正,可试用硬性角膜接触镜矫正。

案例 11-6

患者,男,42岁,主诉:偶然发现右眼视力差3周。无眼外伤史,既往也无其他眼疾史,从未就诊眼科。2周前求诊其他医院,诊断:右眼视乳头炎,激素治疗无好转,建议做头颅CT或MRI检查,除外颅内占位病变。既往史、个人史、家族史无特殊,体格检查无特殊阳性体征。眼科检查:右眼视力:0.2,近0.4;左眼视力:1.2,近1.5;双眼前段未见异常,双眼瞳孔等大等圆,直接间接对光反应灵敏。眼底:右眼视盘色略红,边界模糊,生理凹陷极小,右眼黄斑中心凹反光不清,网膜未见出血渗出;左眼底视盘色橘红,边界清楚,左眼黄斑中心凹反光清。

问题

◆可能诊断为何疾病?

◆诊断依据是什么?

◆做出快速诊断的最简便的方法是什么?

◆误诊的原因是什么?

参考答案和提示

◆可能诊断　右眼屈光不正,右眼弱视。

◆诊断依据

1. 偶然发现右眼视力差,但否认眼外伤史及既往也无其他眼疾史。

2. 双眼瞳孔等大、等圆,直接、间接对光反应灵敏,不符合视神经炎的表现。首先考虑为屈光不正。

◆做出快速诊断的最简便方法　试用针孔镜,如用针孔镜患者视力明显提高,既可诊断为屈光不正;如视力无提高则需要进一步检查,除外其他眼疾或颅内疾病。

该患者戴针孔镜后,视力提高至0.8,诊断明确,建议患者验光配镜。右眼小瞳验光结果:$-1.50DS-2.50DC\times180°=0.9$,为复性近视散光。诊断:右眼屈光不正,双眼屈光参差。

◆误诊的原因是什么　患者短期内发现视力差,加之右眼视盘色略红,边界模糊,生理凹陷极小,右眼黄斑中心凹反光不清,容易误诊为视神经炎。但最重要的体征被忽略了:即双眼瞳孔大小、对光反应情况均不支持视神经炎的诊断。

临床思维:散光

【概念】

在不同子午线上屈光力不同,形成两条焦线和最小弥散斑的屈光状态称为散光。

【分类】

1. 散光类型

(1) 规则散光:顺规散光,逆规散光,斜向散光。

(2) 不规则散光。

2. 根据两条子午线聚焦与视网膜的位置关系分为

(1) 单纯近视散光。

(2) 单纯远视散光。

(3) 复合近视散光。

(4) 复合远视散光。

(5) 混合散光。

【临床表现】

1. 视力减退　是最常见的症状,其对视力的影响取决于散光的度数和轴位,散光度数高或斜轴散光对视力的影响较大,逆规散光对视力的影响比顺规散光大。

2. 视力疲劳　眼痛、流泪、重影、视力不稳定、近距离工作不能持久、头痛等,可伴随全身症状。

【检查方法及处方】

1. 主观检查

(1) 散光表观察。

(2) 主观试镜验光。

2. 客观检查

(1) 角膜散光检查:①角膜散光盘(Placido 盘);②角膜曲率计。

(2) 眼散光检查:①电脑验光仪;②检影法。

【治疗】

1. 光学矫正

(1) 框架散光矫正:此方法为首选,原则是:散光度适宜,不能过矫。小角度斜向情况,应将两眼的柱轴调整都是 90 度或 180 度。

(2) 隐形眼镜(接触镜):硬性角膜接触镜。

2. 手术治疗　主要适用于矫治高度散光,目前较为理想的手术是激光角膜切削术。

复 习 题

一、名词解释

1. 近视　　2. 远视　　3. 集合　　4. 调节　　5. 正视

二、填空题

1. 眼球光学系统的主要成分由外向内为＿＿＿＿、＿＿＿＿、＿＿＿＿、＿＿＿＿。

2. 矫正或治疗屈光不正的方法目前主要有_____、_____、_____。

3. 屈光力大小可以用_____来表达。

4. 屈光检查方法有_____法；_____法。

5. 眼的三联动现象是_____、_____、_____。

三、单项选择题

1. 近视配戴(　　　)
   - A. 凸透镜
   - B. 凹透镜
   - C. 圆柱镜
   - D. 三棱镜
   - E. 角膜接触镜

2. 对远视力没有影响的是下列哪项(　　　)
   - A. 近视
   - B. 远视
   - C. 老视
   - D. 散光
   - E. 弱视

3. 下列哪项不是近视眼的临床特征(　　　)
   - A. 远视力差,近视力好
   - B. 眼轴长
   - C. 内斜视
   - D. 视疲劳症状
   - E. 眼球充血近视力好

4. 下列哪项不是近视眼的特征(　　　)
   - A. 成像在视网膜前
   - B. 眼轴长
   - C. 给予凹透镜矫正
   - D. 远视力尚好
   - E. 外斜视

5. 不用调节即能看清5米以外物像的为(　　　)
   - A. 近视
   - B. 远视
   - C. 散光
   - D. 正视
   - E. 老视

四、简述题

1. 近视眼的临床表现及治疗方法是什么?

2. 试述调节产生的机制。

复习题参考答案

一、名词解释

(略)

二、填空题

1. 角膜　房水　晶状体　玻璃体

2. 框架眼镜　角膜接触镜　屈光手术

3. 焦距

4. 客观验光法　主觉验光法

5. 调节　集合　瞳孔缩小

三、单项选择题

1. B　2. C　3. E　4. D　5. D

四、简述题

1. 答题要点:近视眼的临床表现及治疗方法

 (1) 临床表现:远距离视物模糊,近距离视力好;眼球向外偏斜;高度近视眼有夜间看不清,飞蚊征,漂浮感,闪光感,并出现一系列眼底并发症。

 (2) 治疗:佩戴凹透镜框架镜、角膜接触镜、屈光手术等。

2. 答题要点:看远处目标时,睫状肌处于松弛状态,睫状肌使晶状体悬韧带保持一定的张力,晶状体在悬韧带的牵引下,其形状相对扁平;当看近处目标时,环行睫状肌收缩, 睫状冠所形成的环缩小, 晶状体悬韧带松弛, 晶状体由于弹性而变凸。

第十二章 眼 外 伤

第一节 钝 挫 伤

案例 12-1

患者,男,24 岁,以"右眼被拳击伤视不见二小时"求诊。眼部检查:右眼视力手动,左眼 1.5;右眼上下睑皮下淤血水肿,右球结膜充血,上方大片结膜下淤血,右眼角膜略显浑浊,前房积血,右眼后部结构视不清;左外眼、眼球前段及眼底未见明显异常;眼压:手触右眼 T-2,左眼 Tn。眼眶 X 片:未见眼眶骨折及眼内异物征象。

问题

◆ 该患者的可能诊断是什么?

◆ 下一步立即需做如何处理? 为什么?

参考答案和提示

◆ **诊断** 右眼钝挫伤;右眼巩膜裂伤;右眼前房出血。

◆ 完善全身相关检查,如无手术禁忌证,应立即行眼球探查术,了解有无巩膜裂伤。

对结膜完整,但有大量结膜下出血,眼压低及眼内大量出血的钝挫伤患者,首先需要怀疑有无眼球破裂,因钝挫伤可致眼球挤压变形、扭曲,巩膜易从肌肉附着处撕裂,伤口隐蔽。因此对此类患者必须行眼球探查术,了解有无眼球破裂。如无眼球破裂,眼压低需考虑有无脉络膜、睫状体脱离。

案例 12-2

患者,女,25 岁,工学院建筑系学生,因右眼被铁片弹伤后视物不清半小时就诊。患者于半小时前练习锻造工件模型时不慎右眼被铁片弹伤,铁片长约 2cm,伤后自觉视物不清,眼球疼痛,有胀感及磨痛、畏光、流泪明显。急诊收住院治疗。既往无外伤或手术病史,否认有眼病病史。

全身检查未见异常。眼部检查:右眼视力手动/30cm,光感光定位准确,非接触式眼压计测眼压:右眼 45mmHg,左眼 19mmHg,右眼混合充血,角膜轻度水肿,瞳孔区偏下约 2mm×3mm 角膜部分明显浑浊水肿、增厚,并见后弹力层皱褶,前房充满新鲜积血,未见眼球穿通伤口,后部结构窥不清。左眼视力 1.0,眼球前段及眼底未见异常。

问题

◆ 你的初步诊断是什么? 诊断依据有哪些?

◆ 怎样进行临床分析及思维?

◆为明确诊断,应做哪些必要的检查?

◆如何治疗?

◆该病例的转归如何?

◆最后诊断是什么?

参考答案和提示

◆初步诊断　右眼球顿挫伤:①右角膜挫伤;②右眼前房积血;③右眼继发性青光眼。

诊断依据

1. 明确的外伤病史　铁片弹伤。

2. 视力差(手动/30cm)。

3. 眼部混合充血,角膜局限性明显浑浊、水肿、增厚,并见后弹力层皱褶。

4. 前房积血,角膜雾状水肿、眼压高,眼球未见穿通伤口。

临床思维:除了以上的诊断之外,对于眼球顿挫伤,我们还要考虑是否存在多种眼内结构的损伤,是否存在或者将要发生顿挫伤的并发症。由于眼球是个不易压缩的球体,钝力在眼内和球壁传递,会引起多处间接损伤。如该患者可以因为顿挫伤而引起虹膜睫状体挫伤,但是因为前房充满新鲜血液,虹膜及瞳孔视不清,根据前房积血,可以判断出是虹膜血管破裂引起。待前房积血吸收后,可以观察瞳孔、睫状体是否受到损伤。睫状体损伤可以造成虹膜根部向后移位,形成房角后退,在伤后数月或数年,因房水排出受阻发生继发性青光眼。而该例患者的眼压升高是与前房出血有关,因积血阻塞了前房角,导致房水排出受阻,引起眼压升高。所以为了明确诊断,有必要进行(UBM 超声生物显微镜)的测量,以了解虹膜睫状体的形态及位置。还要考虑是否存在晶状体挫伤。钝力可造成晶状体脱位或半脱位,也可造成挫伤性白内障。由于前房积血看不到晶状体损伤,所以有必要进行眼科超声波检查,以了解晶状体的位置、大小、形状等。钝力也可造成睫状体、视网膜或脉络膜血管损伤,造成玻璃体积血,应做 B 超检查,判断出有无玻璃体积血,有否视网膜或脉络膜脱离、视网膜裂孔及玻璃体后脱离。如果有这些损伤将影响视力恢复。钝力还会造成视神经、视网膜的挫伤,后极部出现一过性视网膜水肿,视网膜变白,视力下降。一些病例在 3~4 周水肿消退后,视力恢复较好,属于"视网膜震荡",而有些存在明显的光感受器损伤、视网膜外层变性坏死,黄斑部色素紊乱,视力明显减退,称为"视网膜挫伤"。所以要进行视觉电生理的检查,包括 EOG(眼电图)、ERG(视网膜电图)、VEP(视觉诱发电位),以了解视神经、视网膜的功能。

为了除外眼球内异物以及明确眼球壁是否有裂伤,应进行眼球的 CT 检查。眼球壁的裂伤一般由严重的顿挫伤所致。诊断时需要根据外伤史,综合特殊的表现及检查结果判定。

◆该病例的治疗及临床转归　局部及全身用糖皮质激素,以减轻角膜水肿、抗炎,减少血管渗出及出血,同时对可能存在的视神经视网膜挫伤也有治疗作用。应用止血治疗,采取半卧位,使血液中的有形成分沉积于前房下方,减少在瞳孔区和晶状体表面的沉积。因为眼压高,可以使用 20% 甘露醇溶液静脉滴注,同时口服乙酰唑胺及滴 0.5% 噻吗洛尔眼液。该患者经5~6天治疗后,前房积血未见明显吸收。眼压仍高。但未查见新鲜出血迹象。为降低眼压和防止角膜血染的发生,施行了前房冲洗术。术后第二天,角膜透明度好转,眼压下降为20mmHg,但视力仍为手动/30cm。房水闪光(++),瞳孔散大,约5mm×6mm,对光反应消失,晶状体向颞上方脱位,皮质轻度浑浊,玻璃体积血,眼底窥不入,B超示玻璃体尘状、絮状浑浊,未见视网膜脱离征象。继续治疗观察1周,眼压维持在10~15mmHg之间,玻璃体积血有所吸收,眼底隐约可见,视力恢复至指数/30cm。嘱患者出院观察治疗。患者出院1个月后复诊,视力恢复至0.2,伤后6个月复诊时玻璃体浑浊明显减轻,视力恢复至0.5,眼压为15mmHg。瞳孔仍然中度散大。晶状体颞上方轻度移位,浑浊较以前加重,以后囊下明显。眼底可见视盘色淡红,黄斑区色暗,颞侧可见弧形萎缩斑及色素沉积。

◆最后诊断

1. 右眼球顿挫伤。

2. 右眼前房积血。

3. 右眼继发性青光眼。

4. 右眼外伤性白内障。

5. 右眼晶状体不全脱位。

6. 右眼视网膜挫伤。

7. 右眼外伤性瞳孔散大。

◆最后转归 视网膜挫伤尚无有效的治疗方法。对于外伤性白内障及晶状体半脱位,应根据其对视力的影响程度决定是否行手术治疗。目前患者的视力为0.5,若视力进一步下降,降至0.1以下时(根据患者的意愿及手术技术条件,0.5或者低于0.5均可施以手术治疗)可以考虑手术治疗。外伤性瞳孔散大可能会伴随患者终生。

复 习 题

一、单项选择题

1. 角膜上皮擦伤的主要表现是(   )

　　A. 明显的刺激症状　　　　　　　　B. 结膜下出血

　　C. 前房出血　　　　　　　　　　　D. 分泌物增多

　　E. 患者一般无不适感

2. 瞳孔括约肌受损伤时的表现是(   )

　　A. 瞳孔缩小　　　　　　　　　　　B. 瞳孔轻度散大

　　C. 瞳孔中度散大　　　　　　　　　D. 瞳孔极度散大

　　E. 不影响瞳孔大小

3. 发生继发性前房出血多在伤后(   )

　　A. 3天内　　　　　　　　　　　　B. 7天内

　　C. 5天内　　　　　　　　　　　　D. 20天内

E. 30 天内

4. 玻璃体积血的正确处理是(　　)

A. 缝合伤口后随即进行玻璃体切割　　　　B. 伤后 1~2 周再进行玻璃体切割

C. 伤后 3~4 周再进行玻璃体切割　　　　　D. 伤后 4~6 周再进行玻璃体切割

E. 伤后 2~3 月再进行玻璃体切割

二、多项选择题

钝挫伤致前房出血的治疗应该是(　　)

A. 卧床休息,取半卧位,可用镇静药　　　　B. 止血药与糖皮质激素联合应用

C. 立即散瞳,以减轻虹膜刺激症状　　　　　D. 注意眼压,酌情使用降压药物

E. 经药物治疗眼压不能控制,应做前房冲洗

复习题参考答案

一、单项选择题

1. A　2. C　3. B　4. B

二、多项选择题

ABCDE

第二节　眼球穿通伤

案例 12-3

患者,男,32 岁,右眼被铁丝戳伤 1 小时。检查:右眼视力:FC/20cm,结膜下出血,有一处 5mm 伤口在角膜缘,虹膜嵌顿,玻璃体积血,眼底看不清。

问题

◆伤口的正确处理是(　　)

A. 还纳虹膜后无需缝合角膜伤口

B. 用抗生素冲洗虹膜,缝合角膜伤口不必处理虹膜

C. 包扎右眼,伤口不需处理

D. 探查有无巩膜伤口,如有则剪除虹膜和睫状体后缝合角巩膜伤口

E. 探查有无巩膜伤口,如有则用抗生素溶液冲洗虹膜和睫状体后,使之还纳并缝合角巩膜伤口

◆角巩膜伤口的正确缝合时(　　)

A. 先缝合巩膜伤口,再缝合角膜伤口

B. 自角膜伤口的近瞳孔一端开始逐步向巩膜缝合

C. 巩膜伤口自后向前边暴露边缝合

D. 先固定缝合角巩膜缘 1 针,再缝合角膜然后缝合巩膜

E. 以上都对

参考答案和提示

◆E

◆D

复 习 题

单项选择题

1. 被玻璃扎伤后,角膜缘处可见 2mm 伤口,玻璃体积血,眼内其他组织窥不清,进一步需进行( )

　A. 缝合伤口　　　B. MRI 检查　　　C. 电生理检查

　D. 超声波检查　　E. X 线检查

2. 被铁屑崩伤后,角膜缘处可见 2mm 伤口,但未发现异物,进一步需进行( )

　A. 缝合伤口　　　B. MRI 检查　　　C. 电生理检查

　D. 超声波检查　　E. X 线检查

3. 患者,女,36 岁,右眼被碎玻璃溅伤 1 天,右眼视力:HM/眼前,左眼视力:1.2,颞侧角膜可见穿通伤口。

　(1) 如果看不见异物,应对患者进行下列哪项检查( )

　A. X 线检查　　　B. 超声波检查　　　C. 电生理检查

　D. MRI 检查　　　E. 眼压检查

　(2) 如果异物位于晶状体内,且晶状体已浑浊,应采取何种治疗措施( )

　A. 线缝合伤口,1 个月后在取出异物　　B. 经睫状体扁平部切口取异物

　C. 摘除晶状体的同时取出异物　　　　D. 行玻璃体切割术取出异物

　E. 经原伤口取出异物

　(3) 异物位于玻璃体中,应采取何种治疗措施( )

　A. 经原伤口取出异物　　　　　　　　B. 经睫状体扁平部切口取异物

　C. 摘除晶状体的同时取出异物　　　　D. 行玻璃体切割术取出异物

　E. 在距异物最近的巩膜切口取出异物

　(4) 如果异物位于晶状体内,但晶状体大部分尚透明,应采取何种治疗措施( )

　A. 原伤口取出异物　　　　　　　　　B. 不必立即取出异物

　C. 经睫状体扁平部切口取异物　　　　D. 摘除晶状体的同时取出异物

　E. 行玻璃体切割术取出异物

4. 诱发交感性眼炎的最危险的因素是( )

　A. 外伤性虹膜根部离断

　B. 合并色素膜嵌顿于伤口的穿孔性眼外伤

　C. 合并化脓性眼内炎的穿通性眼外伤

　D. 白内障术后伤口裂开

E. 外伤性虹膜睫状体炎
5. 眼外伤后明显低眼压要考虑( )
A. 房角后退 B. 睫状体脱离 C. 眼球破裂
D. 玻璃体积血 E. 前房积血

复习题参考答案

1. B 2. E 3. (1) D (2) C (3) D (4) B 4. B 5. C

临床思维:穿通伤

【定义】

穿通伤系由锐器的刺入、切割造成眼球壁的全层裂开,伴或不伴有眼内异物、眼内损伤或组织脱出。

【治疗及原则】

伤后立即包扎,送眼科急诊处理。

原则是:初期缝合伤口,防止感染等并发症,必要时行二期手术,及时合理处理并发症。

第三节 酸碱化学伤

案例 12-4

患者,男,47 岁,化工厂工人,双眼被稀氨水溶液烧伤视物不清 1h。患者于 1h 前在搬运罐装化工产品时,不慎摔倒,溶液罐爆裂,罐内所装稀氨水溶液溅入双眼,当即感双眼疼痛难忍,被同事扶起后立即用自来水冲洗眼部,先冲右眼后冲左眼,冲洗约半小时后送往医院急救。既往无外伤或手术病史,否认有眼病病史。

全身检查未见异常。眼科检查:右眼视力 0.04,左眼光感。双眼上下眼睑皮肤可见弥散性水疱,双眼球结膜充血水肿,左眼水肿重于右眼,左球结膜颞下方出现灰白色浑浊。右眼角膜上皮脱落,实质层浑浊水肿,角膜缘缺血 1/2。前房及后部结构视不清。左眼角膜全层浑浊呈瓷白色,角膜缘缺血>1/2。前房及后部结构视不清。

问题

◆初步诊断是什么?
◆请分析现场急救措施是否得当? 正确的急救措施是什么?
◆该病的转归如何?
◆进一步的治疗措施还有哪些?

参考答案和提示

◆初步诊断 双眼碱性烧伤(右眼中度,左眼重度)。
◆对于酸碱化学伤,正确的现场急救措施应该是 尽快脱离接触致病物,尽快而充分地冲洗,是处理酸碱烧伤最重要的一部。及时彻底冲洗能将组织损伤减低到最小的程度。特别对于碱烧伤,冲洗必须争分夺秒,应立即就地取材,用大量净水反复冲洗。冲洗时应翻转眼睑,转动眼球,暴露穹隆部,将结膜囊内的化学物质彻底洗出。该病例在急救冲洗处理时犯了一个严重的错误,即:先冲洗了右眼,而后再冲洗左眼。丧失了左眼的最佳抢救时间,延长了致病物在眼球结膜囊内的滞留时间,加重了对眼部的损伤。这从双眼残留的视力情况、双眼角膜的不同损伤程度可以得出结论:左眼损伤要重于右眼。正确的做法应该是双眼同时彻底冲洗。

◆该病的转归 右眼经过治疗,治愈后遗留角膜斑翳,影响视力,视力为0.2。左眼在治疗过程中出现角膜溃疡并穿孔,经积极的对症治疗,角膜穿孔愈合后形成了粘连性角膜白斑。伤后1年出现眼球萎缩,视力丧失。

◆进一步的治疗措施 该患者入院以后,立即对双眼进行了前房穿刺,其目的是清除房水中的碱性物质,减少其对角膜内皮细胞及眼内组织的损伤。同时对双眼实施了球结膜切开术,以减轻组织压力、改善循环、排除结膜下碱性液体。术毕双眼球结膜下注射10%维生素C注射剂100mg。以后每日1次,每次50mg,共注射7次。其目的是:可促使结缔组织的形成,减少角膜溃疡和穿孔发生率,对组织愈合起一定的作用。激素的应用应慎重,特别是对碱性烧伤,在伤后2~3周为危险期,此时使用激素,可能会导致溃疡加剧和穿孔,应避免使用。在以上治疗的同时,还应在抗炎、散瞳、预防感染、加速创面愈合、避免睑球粘连等并发症方面进行治疗。

复 习 题

一、单项选择题

1. 酸碱烧伤的病例,伤后多长时间内角膜有溶解倾向,应停用糖皮质激素( )
   A. 1~2周　　　　　B. 2~3周　　　　　C. 3~4周
   D. 1个月　　　　　E. 2个月
2. 某男,28岁,右眼被石灰烧伤。
   (1) 现场急救应( )
   A. 包扎右眼,转送医院　B. 硼酸液点眼　　　C. 消炎药点眼
   D. 涂红霉素眼膏　　　E. 大量清水反复清洗
   (2) 如果在现场采用清水冲洗伤眼,应至少冲洗( )
   A. 10min　　　　　B. 20min　　　　　C. 30min
   D. 50min　　　　　E. 60min

二、多项选择题

上一病例中,后继治疗原则是( )
   A. 控制感染　　　B. 防止瞳孔后粘连　　C. 抑制新生血管形成
   D. 抑制胶原合成　　E. 促进角膜修复

复习题参考答案

一、单项选择题

1. B　2. (1) E　(2) C

二、多项选择题

ABCDE

临床思维:眼部酸碱化学伤

【分类】

化学伤中常见的是酸、碱化学伤。

1. 酸性烧伤　酸对蛋白质有凝固作用,酸性溶液浓度较低时,仅有刺激作用;强酸能使组织凝固坏死。凝固蛋白可阻止酸继续向深层渗透,组织损伤相对较轻。

2. 碱烧伤　常见由氢氧化钠、生石灰、氨水等引起。氨能溶解脂肪和蛋白质,与组织接触后能很快渗透到深层和眼内,使细胞分解坏死。因此,碱烧伤的后果要严重得多。

【急救】

争分夺秒地在现场彻底冲洗眼部,是处理化学伤的最重要一步。立即就地取材,用大量清水反复彻底冲洗,至少 30min。

【后继治疗】

早期局部和全身应用抗生素控制感染,应用糖皮质激素抑制炎症反应和新生血管形成,但在伤后 2~3 周角膜有溶解倾向时,应停用。同时用 1% 阿托品眼药水散大瞳孔。如果球结膜组织和角膜组织有广泛坏死,可做早期切除。应用胶原酶抑制剂,防止角膜穿孔。晚期针对并发症进行治疗。

第四节　其他类型的眼外伤

案例 12-5

患者,女,30 岁,因"发现左眼视物不清逐渐加重 2 月"求诊。外院曾诊断为"左眼葡萄膜炎、左眼白内障",治疗不见好转。眼科检查:右眼视力 1.2,左眼 0.1;右眼球前段及眼底未见异常;左眼结膜无明显充血,角膜下方见 3mm 长条状斑翳,角膜后见色素样 KP++,左眼前房清亮,瞳孔约 4×4mm 大小,直接对光反映极迟钝,晶体浑浊,晶体囊膜及皮质中见斑片状棕褐色沉着物,左眼眼底视不见;眼压:右眼 14mmHg,左眼 17mmHg。眼 B 超示:左眼环完整,左眼玻璃体浑浊。

问题

◆ 该患者首先考虑诊断?

◆诊断依据?

◆需做何种检查明确诊断?

◆误诊、漏诊的原因?

参考答案和提示

◆首先考虑诊断 左眼铁锈症。

◆依据

1. 角膜下方可见一线形斑翳,考虑为异物穿入伤口。

2. 左眼晶体浑浊,有铁锈沉着,表现为棕褐色斑片状物,与其他原因所致晶体浑浊不同。

◆需做检查 眼眶平片或眼眶 CT。

◆误诊、漏诊的原因:①忽略了角膜伤口;②忽略了晶体浑浊特殊性;③忽略了详细病史的询问;④眼 B 超检查未报告眼内异物,因为如果异物位于眼球前部,眼科 B 超是无法探及的。

该患者行眼眶 CT 检查后发现异物位于睫状体部位,经玻璃体手术取出异物。

◆最终诊断 包括:①左眼铁锈症;②左眼内金属异物;③左眼并发性白内障;④左眼角膜斑翳。

一、眼 内 异 物

案例 12-6

患者,男,34 岁,以"右眼被东西击伤一小时"求诊某院。病例记载如下:视力:右眼光感;右眼上睑皮肤可见一长约 1.5cm 裂伤,右眼球结膜上方及颞侧裂伤,右眼颞侧角巩膜裂伤,不规则,有色素膜及玻璃体嵌顿,前房积血,余结构视不见;左眼未见明显异常。诊断:①右眼角巩膜裂伤伴眼内物脱出;②右眼前房积血;③右眼睑皮肤裂伤。完善全身相关检查后急诊行"右眼角巩膜裂伤清创缝合术",一周后出院。

问题

◆你认为该病例处理有何欠缺之处?

◆应该如何正确处理?

参考答案和提示

◆术前未对该病例行影像学检查,可能造成"眼内异物"漏诊。

1. 应详细询问病史,了解致伤物性质,致伤时情况。

2. 术前必须完善影像学检查,可先行眼眶平片检查,了解有无异物,如有异物,有条件者可行眼眶三维 CT 检查或缝合后立即行异物定位检查,了解异物的数量、性质、大小及眼内的位置,再确定下一步治疗方案;如无条件,先缝合眼球后,立即转上级医院诊治。

复 习 题

一、单项选择题

1. 光感受器和视网膜色素上皮细胞对下列哪种物质的沉着最敏感( )

　　A. 铜　　　　　　　　B. 铁　　　　　　　　C. 铝

　　D. 锰　　　　　　　　E. 合金

2. 眼外伤导致的眼内异物治疗原则正确的是( )

　　A. 晶状体异物时,若大部分晶状体保持透明,可不必立即手术

　　B. 小的、未包裹粘连于视网膜的金属异物可用磁铁摘除

　　C. 较大的包裹粘连的非金属异物可用玻璃体手术摘除,同时处理并发症

　　D. 异物较小并完全包裹于球壁,不一定要勉强取出

　　E. 以上答案均对

二、多项选择题

眼外伤导致眼内异物需立即手术摘除的是( )

　　A. 石头　　　　　　　　B. 玻璃　　　　　　　　C. 瓷器

　　D. 纯铜　　　　　　　　E. 铁

复习题参考答案

一、单项选择题

1. B　 2. E

二、多项选择题

DE

临床思维:眼内异物

【分类】

眼内异物伤较常见,可分为金属异物和非金属异物。

【治疗】

眼内异物若包裹无感染迹象时可不必勉强摘除。眼内异物若是金属异物尤其是铁和铜时,应及早摘除。

二、角 膜 异 物

案例 12-7

患者,男,25 岁,工人,以"车削零件时溅起碎屑进入右眼两天"为主诉求诊,感右眼红,痛,异物感,眼科检查,右眼视力:0.7,左眼视力 1.2,右眼球结膜深充血,右角膜瞳孔下缘处可见一铁屑,周围有浸润,KP 阴性,房闪阴性,右瞳孔圆,大小约 3×3mm,对光反射灵敏。

问题

◆诊断是什么?

◆诊疗计划是什么?

◆该病例诊疗时需要注意的要点是什么?

参考答案和提示

◆诊断 右眼角膜异物。

◆诊疗计划 剔除右眼角膜异物。

◆注意事项

1. 注意掌握无菌操作原则。

2. 术后抗感染治疗。

3. 密切随访观察有无细菌性角膜炎发生。

复 习 题

单项选择题

1. 角膜异物的刺激征是哪根神经受到刺激引起的(　　　)

A. 第Ⅱ脑神经　　　　　　　B. 第Ⅲ脑神经　　　　　　　C. 第Ⅳ脑神经

D. 第Ⅴ脑神经　　　　　　　E. 第Ⅵ脑神经

2. 男,30 岁,右眼挑角膜异物后 1 天,有畏光、流泪、视力下降。检查:右眼视力 0.1,无法矫正,结膜混合充血,角膜表面可见 3mm×2mm 大小的黄白色坏死病灶,周围水肿,前房积脓 1mm。该患者最可能的诊断是(　　　)

A. 铜绿假单胞菌性角膜溃疡　　B. 蚕食性角膜溃疡　　　　　C. 真菌性角膜溃疡

D. 病毒性角膜溃疡　　　　　　E. 匍行性角膜溃疡

复习题参考答案

单项选择题

1. D　2. A

临床思维：角膜异物

【病因】

以铁屑、煤屑较多见，有明显的刺激症状，铁质异物可形成锈斑，植物性异物容易引起感染。

【治疗】

对于多发异物，可分期取出。挑取异物时应严格执行无菌操作，否则有引起化脓性角膜溃疡的危险。

三、电光眼炎

案例 12-8

患者，男，45岁，以"双眼突然疼痛、流泪、摩擦感一小时"于凌晨3点求诊。眼科检查：患者因疼痛剧烈，视力及眼部检查均不配合。

问题

◆诊断是什么？

◆如何完善眼科相关检查？

◆有何特殊体征？

◆应做哪方面病史询问，以明确诊断？

参考答案和提示

◆诊断　双眼电光性眼炎。

◆眼科相关检查　患者疼痛剧烈，需先双眼滴表面麻醉剂后再进行检查。

◆特殊体征　双眼角膜密集点状浑浊。

◆病史询问　追问患者白天工作时有无注视紫外线病史。据患者述下午观看邻居家电焊窗户约半个小时，因而诊断明确。

复 习 题

单项选择题

电光性眼炎一般在照射后多长时间发作（　　　）

A. 1~2h　　　　　　　　B. 2~3h　　　　　　　　C. 3~8h

D. 8~16h　　　　　　　E. 16~24h

复习题参考答案

单项选择题

C

临床思维:电光性眼炎

【定义】

眼部的紫外线损伤称为电光性眼炎。

【病因】

紫外线对组织有光化学作用,使蛋白质凝固变性、角膜上皮坏死脱落。

【临床表现】

一般在照射后 3~8h 发作,有强烈的异物感,刺痛、畏光、流泪及睑痉挛,结膜混合性充血,角膜上皮点状脱落。24h 后症状减轻或痊愈。

【治疗】

对症处理,减轻疼痛,可涂抗生素眼膏包扎。

第二部分　眼科检查法及诊疗常规

第一章　眼科常用检查方法

第一节　病史采集

（一）病史采集

主要包括以下内容：

1. 一般情况　如姓名、性别、年龄、职业、婚姻状况等。

2. 主诉　包括眼别、主要症状、持续时间等。

3. 现病史　注意询问眼别，眼部主要症状的发生发展过程、伴随症状、病情经过、治疗经过、效果及目前状况，还要注意询问患者的全身情况。

4. 既往史　既往其他眼病及全身疾病史。

5. 个人史。

6. 婚姻史。

7. 家族史　有无家族遗传病史等。

（二）眼病常见症状

1. 视力障碍　视物模糊、变形、变色，夜盲、复视、视野缩小或眼前黑影等。

2. 感觉异常　如疼痛、畏光、烧灼感、异物感、痒感等。

3. 外观异常　如充血、水肿、出血、分泌物增多、流泪、有新生物等。

第二节　常用眼部检查法

一、检查时注意事项

1. 在良好的照明下，按照从前到后，由外向内，先右后左，双眼分别进行检查。

2. 对有严重刺激症状的患者：可先使用表面麻醉剂减轻疼痛后再检查。

3. 对有或怀疑有眼球破裂伤的患者，动作要轻柔，以免造成眼内容脱出。

4. 对传染性眼病患者，先检查健眼，再查患眼。

5. 检查时应注意患者的全身状况，特别是复合性眼外伤者。

6. 对化学性眼外伤者，简单询问病史后，先予以眼部冲洗。

7. 婴幼儿检查方法　检查者与助手或家长面对面而坐，检查者以两膝相夹、固定患儿头部，助手或家长手握患儿双臂，并借此压迫其胸腹，患儿两腿分开分别置于助手或家长身体两侧。或让患儿平卧于诊治床上,助手或家长在诊治床一侧,两手握住患儿两手及前臂,同时以身体伏压在患儿身上,固定其全身,检查者站患儿头部端。检查时用手分开上、下睑并向眶缘固定,若不能暴露眼球,可用眼睑拉钩拉开上、下眼睑,检查时不可向眼球加压。需散瞳检查者,滴用散瞳药后应压迫泪囊部片刻,以避免中毒反应。若上述检查不合作或为详细的眼底检查、眼压测量等,可用催眠镇静药,如肌内注射苯巴比妥钠、口服10%水合氯醛合剂,或短暂的全身麻醉。水合氯醛口服剂量为每次0.5ml/kg,最大剂量不能超过10ml,用药后30~60min作用最大,<4周婴儿禁用。

二、检 查 内 容

(一) 视力

包括:远视力、小孔视力、近视力以及戴镜远、近视力。记录时,先记右眼,后记左眼。检查方法见后述。

(二) 眼附属器检查

1. 眼睑 正常眼睑双侧对称,上睑缘应在角膜缘下1~2mm。检查时应注意眼睑位置、形态、大小,眼睑有无充血、水肿、出血、气肿、皮疹、包块、瘢痕、缺损,有无内翻或外翻、上睑下垂、眼睑闭合不全等;眉毛及睫毛是否整齐,有无变色与脱落,有无倒睫、睫毛乱生;睫毛根部有无充血、鳞屑、溃疡。

2. 泪器 分为泪腺和泪道两部分。

(1) 泪腺位于眼眶外上方的泪腺窝内,正常时不能触及。检查泪腺区有无红肿、硬块、压痛。

(2) 常用泪腺功能检查方法:

泪液分泌试验(希尔默Schirmer试验):采用泪液分泌试验滤纸条,将滤纸一端于5mm处折成直角,放置于中外侧1/3下穹隆处,长端悬挂于睑外,闭眼或睁眼均可。5min后测量滤纸条被浸湿的长度,折叠端的5 mm不计算在内,10~15 mm为正常。少于5 mm考虑为泪液分泌减少。

(3) 泪道起始于泪小点,开口于下鼻道。应注意上下泪小点位置是否正常,有无红肿、闭塞。泪囊区有无红肿、肿块或瘘管,挤压泪囊部有无分泌物自泪小点排出,分泌物性状如何。

常用泪道检查方法:

1) 泪囊挤压:挤压泪囊区有无分泌物自泪点溢出,是自上或下泪点反流。

2) 荧光素试验:先放一小棉片在受检眼同侧鼻腔下鼻道处,将1%荧光素等有色溶液滴在结膜囊内,经过1/2~2min,如有色溶液在结膜囊内消失,则证明泪小管功能正常。如滴荧光素5min内,下鼻道棉片染上颜色,证明泪道通畅,如棉片染色出现较晚或未被染色,则应考虑泪道狭窄或不通。

3) 泪道冲洗:冲洗时患者取坐位或仰卧位。结膜囊内滴表面麻醉剂1~2滴,或用沾有丁卡因的棉签夹在上下泪点之间1~2min。暴露泪小点,先用泪点扩张器扩张泪小点后,将带有生理盐水的注射器装上泪道冲洗针头,垂直插进泪点1~2 mm,再转向水平,沿泪小管走行方向将针头送进泪小管,注入生理盐水。此时应询问患者有无水进入咽部,注水时有无阻力及泪点有无液体反流,反流液体性状,冲洗完毕滴抗生素眼药水。

冲洗结果分析:

a. 泪道通畅:冲洗无阻力,患者诉有水流入鼻咽部或口中,泪点无液体反流,表示泪道通畅。

b. 泪道狭窄:冲洗时有阻力,冲洗液部分进入咽部,部分由上泪点反流,在上泪点加压后通畅,为泪道狭窄。

c. 泪道阻塞:

i. 泪小管阻塞:在下泪点冲洗时有阻力,冲洗针头不能触到骨壁,冲洗液自原路返回,为泪小管阻塞。冲洗上泪点,看其是否通畅。如冲洗上泪小管时冲洗液原路返回说明上泪小管也有阻塞。

ii. 泪总管阻塞:在下泪点冲洗时有阻力,患者咽部无水,冲洗液自上泪点反流,为泪总管阻塞。

iii. 鼻泪管阻塞:冲洗液自上泪点反流,并带有大量脓性分泌物。为鼻泪管下端阻塞合并慢性泪囊炎。

4) 泪道碘油造影:由下泪点注入40%碘化油或30%碘苯脂(乙碘油)0.3~0.5 ml,并在 X 线申请单上注明注药时间。注入后立即做 X 线摄片。

(4) 泪膜破裂时间(breakup time of tear film,BUT):将患者头部置于裂隙灯头架上,用钴蓝色滤光片观察。结膜囊内滴入2%荧光素钠1滴,眨眼数次后使荧光素均匀分布于角膜,再令注视前方,直到角膜出现一个黑斑——泪膜缺损时为止,小于10秒为泪膜破裂时间缩短。

3. 结膜

(1) 检查方法:

1) 下睑翻转法:以拇指向下牵拉下睑中部,令患者向上看,可暴露下睑结膜和下穹隆部结膜。

2) 上睑翻转法:

a. 单手法:用拇指和示指轻轻捏住上睑皮肤,示指向下轻推压睑板上缘,拇指向上轻拈皮肤,使上睑向外翻转,暴露上睑结膜。用拇指将已翻转的上睑向上、向后固定于眶上缘,同时让患者向下看,上穹隆结膜即可暴露。

b. 双手法:左手捏住上睑皮肤时,右手示指或用棉棍轻轻向下推压睑板上缘,使上睑翻转。

3) 球结膜暴露法:用拇指和示指分开上下睑,让患者向各个方向注视,可暴露球结膜各部分。

(2) 检查内容:

1) 睑结膜:有无充血、水肿,血管是否清晰,有无乳头肥大、滤泡增生、瘢痕形成或睑球粘连。

2) 球结膜:有无充血、水肿、出血、异物、疱疹、新生物或色素沉着,要注意区分结膜充血和睫状充血。

4. 眼球位置和运动　令患者双眼直视正前方,观察双眼球有无增大、变小、突出、内陷、偏斜、震颤等,各方向转动有无受限制等情况。

5. 眼眶　观察双侧眼眶是否对称,眶缘触诊检查有无眶骨缺损、压痛或肿物以及肿物的大小、性状、活动度等。

眼球突出者应测量眼球突出度。以眶外侧缘为基线测量眼球向前或向后移位的程度。方法:

(1) 直尺测量法:令患者双眼向前平视,将直尺一端接触眶外侧缘,由侧面读出角膜顶点与眶缘间的距离,为眼球突出度。双眼分别检查,其差即为患眼突出或后陷的程度。

(2) Hertel 眼球突出计测量法:检查者与患者相对平视而坐,将测量器的两个弯曲足板卡在两侧眶外缘。观察测量器的反光镜,当平面镜与反光镜中的红线重合,此时角膜顶点所在位置的毫米数即为眼球突出度,标尺上刻度为眶距。记录方法:记录时分别记录双眼的眼球突出度和眶距,右眼 $\rangle\langle$ 左眼/眶距。如右眼突出度为 14mm,左眼突出度为 13mm,眶距为 100mm 记录为: $13 \overline{\rangle_{100}\langle} 14(mm)$。我国人眼球突出度的正常值为 12~14mm,双眼之差不超过 2 mm。

(三) 眼球前段检查法

1. 检查用仪器设备　简单方法为斜照法,需用工具为带聚光灯泡的手电筒及放大镜;常用方法:应用裂隙灯显微镜进行检查。裂隙灯显微镜临床上简称为"裂隙灯",是眼科最基本的检查设备之一。裂隙灯的主要结构可分为裂隙灯照明系统和双目显微镜两部分。光源发出的光线通过凸透镜而集中,通过隔板投射到眼部。隔板上不同的孔洞可调节投射到眼部光带的长短宽窄。裂隙灯上的滤光片还可使光线呈钴蓝光或无赤光。双目显微镜由物镜和目镜组成,可使物像放大 10~16 倍,双眼观察具有立体感。常用做眼前段的检查,结合特殊检查镜可做房角及玻璃体眼底的检查。

裂隙灯显微镜的 6 种检查方法:

(1) 弥散光照射法:将裂隙充分开大,用弥散光低倍镜进行观察。用于眼睑、结膜、巩膜的一般检查和角膜、虹膜、晶状体的观察。

(2) 直接焦点照射法:为最常用的检查方法。照射光线的焦点与显微镜的焦点完全一致。可以观察到角膜、晶状体各层和前房中的病变。

(3) 后部反光照射法:将光线聚焦在目标的后方,借后方反射的光线检查组织的病变。用此方法易于查出角膜上皮水肿,角膜实质层病变、角膜内皮及晶状体病变等。

(4) 镜面反光照射法:将光线从角膜颞侧照射,在角膜光带的颞侧有一反光区,将角膜光带的内皮面与此区重合,即可出现镜面反光。镜面反光照射法用于观察角膜内皮细胞和晶状体前囊、后囊。

(5) 角膜缘分光照射法:利用光线通过角膜组织的全反射,将光线从侧面照射角膜缘,使对侧角膜缘出现明亮的光晕。聚焦在角膜上可清晰观察角膜的各种病变。

(6) 间接照射法:将光线聚焦目标旁侧,借光线的折射观察目标的病变。用间接照射法可检查出病变的深度。

2. 检查内容

(1) 角膜:注意其大小、形状及弯曲度,是否透明、光滑,如有浑浊应观察其厚薄、颜色、部位、大小、形态、深浅及是否着色,有无浅、深层新生血管,感觉是否正常。

其他角膜检查方法有:

1) 荧光素钠染色试验:对怀疑有角膜上皮缺损或溃疡者,在结膜囊内滴入 1%~2% 荧光素钠溶液或将荧光素滤纸小条置于下穹隆内,滴药后数分钟角膜上皮缺损区染色,裂隙灯钴蓝光下缺损区呈鲜明黄绿色。

疑有角膜瘘或青光眼滤泡渗漏,亦可用此方法检查。药液应滴在拟观察处,渗漏区的房水被染成绿色溪流,此为细流现象为(Seidel 征)。轻压眼球,细流更为明显。用裂隙灯钴蓝光看最为清楚。

2) 角膜知觉检查:用消毒棉签捻出一条纤维,以其尖端自被检者的侧面移近并触及角膜,如不引起瞬目反射或双眼瞬目的速度有明显差别,说明角膜知觉减退。

(2) 巩膜:注意有无黄染,有无充血、色素、结节、隆起、压痛等。

(3) 前房:注意深浅,房水有无浑浊,有无积脓或积血。

1) 前房深度检查法:

a. 侧照法:将手电光自颞侧角膜缘处水平照向内眦,观察虹膜被照亮的部分。如鼻侧虹膜全被照亮,为深前房;鼻侧虹膜小环至鼻侧虹膜中点被照亮为中深前房。鼻侧虹膜仅被照亮瞳孔缘外 1mm,为浅前房;鼻侧虹膜瞳孔缘外被照亮不到 1 mm,为极浅前房。

b. 裂隙灯显微镜测量法:

i. 周边前房深度测量:正常前房中央部深度约为 2.5~3 mm。用裂隙灯显微镜测量前房深度方法:患眼注视正前方,用窄裂隙灯光自颞侧 30°角投射至 6 点钟角膜缘处,用 6 点钟角膜缘处的角膜厚度(CT),估计极周边角膜内皮与虹膜前面间的距离,即为前房的深度。正常人周边前房 ≥1 CT。

ii. 前房轴深测量(光学法)所用仪器:Haag-Streit Goldmann 900 型裂隙灯(包括前房深度测量仪和分影目镜)。

2) 青光眼术后浅或无前房的临床分级:

Ⅰ级:前房仍存,普遍变浅。

Ⅱ级:虹膜区前房消失。

Ⅱa:虹膜小环以外前房消失。

Ⅱb:瞳孔区以外全虹膜区前房消失。

Ⅲ级:瞳孔区及虹膜区均无前房,角膜晶状体相贴。

3) 房水浑浊程度检查:方法为用裂隙灯显微镜检查,目镜 10×,物镜 1.6×。长×宽 = 8mm×0.2mm 的裂隙所见为 1 个视野,每移动一个位置为另一个视野。

(−):房水透明。

(±):3~5 个视野仅见 1 个微粒。

(+):1 个视野 1~5 个微粒。

(++):1 个视野 >5 个微粒。

（+++）：无数微粒，有纤维蛋白渗出。

（++++）：明显渗出，伴有积脓。

（4）虹膜：纹理是否清楚，颜色是否正常，有无新生血管、结节、震颤、有无撕裂、穿孔或异物，与角膜或晶体有无粘连，睫状体部有无压痛。

（5）瞳孔：注意大小、形状、位置、两侧是否对称，对光反射是否灵敏，有无闭锁、膜闭或残存的瞳孔膜。正常成年人瞳孔在自然弥散光线下直径为 2.5～4mm，幼儿和老年人瞳孔稍小，青少年瞳孔稍大。瞳孔反应检查包括：

1）直接对光反应：在暗光照明环境中，用手电直接照射瞳孔，瞳孔迅速缩小，为直接对光反应灵敏。

2）间接对光反应：在暗光照明环境中，用手半遮盖一眼，使之不受手电光照射，用手电直接照射另一眼瞳孔时，未被照射眼瞳孔缩小，为间接光反应存在。

（6）晶体：是否透明，位置是否正常，如有浑浊要注意部位、形状、颜色、范围及程度，必要时做散瞳检查。

（7）玻璃体：应用裂隙灯及眼底镜进行检查。观察玻璃体是否透明，如有浑浊应注意其性质、形状、大小、位置、程度、活动度，有无纤维增殖、新生血管等。

（四）眼底检查方法

眼底常用检查方法有：直接检眼镜法、间接检眼镜法和裂隙灯显微镜眼底检查法。必要时滴用快速散瞳药散瞳检查。

1. 直接检眼镜检查法

所见眼底为正像，放大约为 16 倍。检查右眼时，检查者站在患者的右侧，用右手持检眼镜，右眼观察。检查左眼时相反。用+8～+10D 镜片，距被检眼 10～20 cm，检查屈光间质有无浑浊。然后将转盘拨到 0 处，让患者平视前方，将检眼镜移近到患者眼前约 2cm 处，经过瞳孔看到眼底的红光反射，拨动转盘直到能清晰地看到眼底的结构。

在直接检眼镜下，一个视野只能看到眼底的一小部分，故需逐区检查，先找到视盘，看到由视盘发出的视网膜中央动静脉的大分支。可沿着颞上、颞下、鼻上、鼻下四支大血管将视网膜分为四个区域，自中心向周边部逐区检查，最后检查黄斑区，也可沿顺时针方向做眼底的全面检查。

（1）检查顺序及内容：

1）视神经乳头：注意其形态、大小、颜色、边界、血管状况、杯盘比例（C/D），有无缺损，有无隆起或病理性凹陷（均以屈光度数表示，屈光度相差 3D 约相当于高起或陷下1mm）。

2）视网膜血管：血管走行状态，有无扭曲、怒张、闭塞或搏动，有无微血管瘤，动脉管壁的反光度、管腔大小、动静脉的比例及交叉处情况，管壁有无白鞘。

3）黄斑部：黄斑部中心凹光反射及附近情况，有无水肿、渗出物、出血、色素、裂孔或囊样变性。

4）视网膜：有无水肿、渗出、出血、色素、萎缩、瘢痕、新生物、新生血管和脱离（均需注意形状、大小、部位）等。

（2）记录方法：

1）位置：以视盘、黄斑或某一血管做标志，并说明在视网膜血管第几分支之前、后、上、下、左或右；或将视网膜看做时钟，以时针点描述病变的位置。

2）大小：以视盘直径（PD）或某一血管的横径为标准；眼底镜的镜片屈光度（D）为标准。

3）颜色。

4）形状。

5）边缘。

2. 双目间接检眼镜检查法　双目间接检眼镜由光源及目镜组成的头灯和物镜两部分及附件组成。间接检眼镜放大倍数小，可见范围大，所见为倒像，具有立体感。

（1）观察眼底的方法：患者平卧或坐位，受检眼需向各方向转动，按直接检眼镜眼底检查顺序查眼底。远周边部，需用巩膜压迫器在眼睑外压迫检查，力量要轻，使光源、物镜、压迫的部位三点保持在一直线上，方可看到。

（2）绘图：注意所见物像为倒像，绘制时予以注意。

（3）绘图采用国际统一标准颜色表示：

视网膜动脉、出血	红色
视网膜静脉	蓝色
正常视网膜	淡红色
脱离的视网膜	淡蓝色
视网膜裂孔	蓝色轮廓、内涂红色
视网膜变性	蓝色线条
视网膜变薄	蓝色表示范围，其间画红线
视网膜色素	黑色
脉络膜病变	棕色
渗出	黄色
屈光质浑浊	绿色

3. 裂隙灯显微镜眼底检查法　用裂隙灯显微镜检查眼底需联合不同的物镜，有前置镜和接触镜。目前临床上经常使用的前置镜有+90 D、+78 D 的双凸透镜，又称为生物显微镜镜头，所见眼底为倒像，立体感强，视野大，放大倍率比间接检眼镜大。

接触镜中常用的为 Goldmann 三面镜。三面镜又名三面反射接触镜，有三个反射面，此镜的中央部分为凹面镜，所见为正像，可供检查黄斑部周围30°以内的眼底，三个反射镜面的倾斜度各不相同；第一镜面与前方平面呈75°倾斜角，可供检查30°至赤道部的眼底；第二镜面成67°倾斜角，可供检查赤道部至周边部眼底；第三镜面成59°倾斜角，可供检查前房角和锯齿缘。放置方法是先在被检眼滴 0.5% 的卡因 2~3 次，然后把已清洗、消毒的三面镜安放在被检眼上，放置前三面镜与角膜接触面须滴入甲基纤维素。三面镜中看到的眼底是代表对侧的部位。例如镜面在上方看到的是下方眼底，但此时左右关系不变；镜面在右侧,看到的是左侧的眼底,此时其上下的关系不变。如将三面镜顺序旋转则可看到眼底全部。三面镜检查可观察周边部眼底,鉴别出血、囊样变性和视网膜裂孔。压陷接触镜是由三面镜和锯齿缘部巩膜压迫器联合构成,主要使用 59° 的镜面,利用压迫器在锯齿缘附近向眼球中心压迫,使眼球壁向内突起,可以在瞳孔极度扩大的情况下检查眼底锯齿缘附近的视网膜、锯齿缘、睫状体和玻璃体基部。

第三节 视功能检查方法

视功能检查包括:视觉物理心理方法和视觉电生理检查方法。常用视觉物理心理方法有视力、视野、色觉等。

一、视　　力

(一) 远视力检查

使用国际标准视力表以小数记录;使用对数视力表以 5 分法记录。

检查时应有充分的照明;检查距离为 5m 或 2.5m 距离可置一反光镜;视力表 1.0 行与患者被检眼等高;按先右后左的顺序检查;戴镜患者需分别检查裸眼及戴镜视力;视力不良者可查孔镜视力检查一眼时另一眼应严格遮盖;由上向下逐行检查;每行应至少辨认四个不同方向的视标,直到检出被检者能完全正确识别的最小一行视标,即为被检眼的视力。视力低于 0.1 者,嘱患者逐渐向视力表走近,直到辨认出最大视标。用 0.1 乘以此距离除以 5m 即为该眼的实际视力。实际视力 = 0.1 × 实际距离(m)/5m

患者在 1m 处仍看不到最大视标,应查数指,置于患者眼前被检者背光而立,检查者伸出手指,置于患者眼前记下患者能正确辨认手指数的距离。不能数指则查手动,眼前不能见到手动则改查光感。检查光感时患者坐于暗室中,双眼向前平视,遮盖一眼,用烛光从离 5m 距离处开始检查,如患者不能看见烛光则将烛光向患者移近,至患者能辨出。记录患者能看到烛光的最远距离。并记录能看到的距离,如“光感/20 cm”。有光感者,尚需检查记录光定位(见视网膜功能检查);无光感者,记录“无光感”。

(二) 视网膜功能检查

视力低于 0.02 的患者应行视网膜功能检查。距离 1m,检查患者左上、右上、左、右、左下、右下、上、下及中央 9 个方位的光定位功能和红、绿色觉。检查时患者的头、眼均不能动,记录检查结果。回答正确为“+”,不能分辨方向为“−”。

(三) 近视力检查

近视力可采用国际标准近视力表、对数近视力表或 Jaeger 近视力表,在充足照明下检查。眼与视力表距离 30cm,但可不限制距离,记录实际检查距离。如 Jr. 1 或近:1.5/10cm。

二、视　野

视野指当眼球向正前方固视不动时所看见的空间范围,亦称周边视力。许多眼底病和视路疾病都可以引起视野的改变。检查视野的方法有:对比法和视野计法。

(一) 对比法

本法简便易行。检查者与被检者面对面而坐,相距 1m,眼位等高。检查右眼时令患者右眼与检查者左眼对视,遮盖另一眼,检查者将手指置于与二人等距离处,在各方向由外周向中央缓慢移动,以医师所见之视野与患者做对照。有明显周边视野缩小的患者可用这种方法检查。

(二) 视野计法

1. 弧形视野计　患者下颌固定在托架上,受检眼与视野计中央注视点在同一水平线上,并令患者固视中央注视点,遮盖另眼,用不同大小、颜色的视标沿视野计的弧板自周边向中心移动(或自中心向周边移动),记录患者能看到视标的位置(视标消失和重新出现的位置)。沿子午线每转动 15°~30°检查一次,依次检查 12 个子午线。将各点连接即为被检眼的周边视野范围。常用视标为 3 mm 白色视标。

正常周边视野范围:白色视标,颞侧 90°、鼻侧 60°、上方 55°、下方 70°。蓝、红、绿色视野依次递减 10°。

2. 平面视野计　平面视野计用于检查注视点以外 30°以内的中心视野。适于发现较小的视野缺损。

检查方法:受检者在距平面视野屏 1m 处,下颏固定在托架上,受检眼与视野屏中央注视点在同一水平线上,被检眼固视注视点,遮盖另眼。用视标在不同子午线上从周边向中央移动(或自中心向周边移动),记录视标消失和重新出现的位置。为放大暗点可增加检查距离或缩小视标。

在固视点颞侧 15.5°,下方 1.5°处有一竖椭圆形暗点为生理盲点,是视盘在视野屏上的投影,视野中除生理盲点以外的任何暗点均是病理性暗点,完全看不见视标的暗点为绝对性暗点,虽能看见但感暗淡的暗点为相对性暗点。

(三) 自动视野计

自动视野计能自动按照程序在视野的各个位点用不同亮度的光刺激测定光阈值,并加以记录,计算出视野丢失总量及视野缺损的深度和范围,从而增加了视野检查的准确性和敏感度。自动视野计常见参数如下:

1. 平均敏感度(mean sensitivity,MS)　为所有检查点敏感度的平均值。它可反映弥散性视野缺损的情况。

2. 平均损害(mean damage,MD)　是各个检查点测定的敏感度与其正常值差值的平均数。此值增加反映弥散性视野缺损。

3. 缺失变异(loss variation,LV) 判断有无局限性视野缺损的敏感指标。

4. 矫正缺失变异(corrected loss variation,CLV) 为视野缺失变异的短期波动校正值。

5. 可信度因素(reliability factor,RF) 为多次检查时回答。控制及固视控制的结果,正常此因素应在 0.7~1.0 之间。

6. 假阳性 无光刺激时,患者回答看见。

7. 假阴性 已测量的部位用超阈值刺激,患者无应答。

(四) 病理性视野改变

在视野范围内,除生理盲点外,出现其他任何暗点均为病理性暗点。

1. 偏盲 对脑部疾病定位诊断极为重要。以注视点为界,视野的一半缺损称为偏盲。

(1) 同侧偏盲:即一眼颞侧和另一眼鼻侧偏盲,多为后视路病变所致。有部分性、完全性和象限性同侧偏盲。部分性同侧偏盲最多见,见于视束或外侧膝状体病变,颞叶、顶叶或枕叶病变(脑卒中、肿瘤、动脉瘤、外伤),偏头痛(一过性)。

(2) 异侧偏盲:分为双颞侧偏盲和双鼻侧偏盲。双鼻侧视野缺损:双鼻侧视野缺损常由一个以上病变所致,为不规则不对称的视野缺损,见于双颞侧视网膜对称性病变如,视网膜色素变性、青光眼、视交叉外侧受压及外侧枕叶病变等。双颞侧偏盲为视交叉受压,见于肿瘤、炎症,如垂体瘤,蝶鞍周围病变(颅咽管瘤、脑膜瘤等)。

2. 向心性视野缩小 周边视野缺损仅残留少许中心视野。常见于视神经萎缩、球后视神经炎(周围型)、缺血性视神经病变、视神经或视交叉病变、视网膜色素变性、周边部视网膜脉络膜炎、晚期青光眼、避开睫状视网膜动脉的视网膜中央动脉阻塞、全视网膜光凝后、中毒(奎宁等)、癔病性视野缩小(螺旋状视野收缩现象)等。

3. 水平性偏盲 为视野的上半部或下半部缺损。单侧缺损为视交叉前部病变所致,例如下方或上方的缺血性视盘病变,青光眼,上或下视网膜动脉分支阻塞,视神经缺损,视交叉病变,嗅沟肿瘤,枕叶外伤或供血不足,贫血。双眼上方或下方水平性偏盲见于距状裂的双侧上唇或下唇病变。

4. 扇形视野缺损 扇形尖端位于生理盲点,见于缺血性视神经病变,视网膜分支动脉或静脉阻塞。扇形尖端位于中心注视点为视路疾患。

5. 象限盲 为视放射的前部损伤。

6. 鼻侧阶梯 青光眼的早期视野缺损。

7. 暗点

(1) 中心暗点:位于中心注视点,常见于黄斑疾病,视神经炎及球后视神经炎。

(2) 弓形暗点:为视神经纤维束损伤,见于青光眼、高度近视、有髓神经纤维、缺血性视神经病变等。

(3) 环形暗点:见于视网膜色素变性、青光眼等。

(4) 生理盲点扩大:见于视盘水肿、视乳头炎、青光眼、视盘有髓神经纤维、药物中毒、近视眼伴视盘颞侧弧形斑等。

三、阿姆斯勒(Amsler)方格表

用于检查黄斑功能或测定中心、旁中心暗点。

1. 将 Amsler 方格表置于患者眼前 30cm 处,嘱患者戴上眼镜,遮盖另眼。

2. 问患者 Amsler 方格表的中央是什么。不能看到中央黑点者表示有中心暗点。

3. 令患者注视中央黑点(看不到黑点则注视纸的中央),问患者能否全部看到表的四角,小方格有无丢失。

4. 当患者注视中央黑点时,问患者所有线条是否是直的并且是否连续,是否弯曲及中断。

5. 嘱患者用铅笔在表上画出丢失或变形的区域。

6. 重复以上步骤,检查另一眼。

四、色　　觉

正常人能辨别各种颜色。凡不能准确辨别各种颜色者为色觉障碍。临床上按色觉障碍的程度不同,可分为色盲与色弱。色盲中以红绿色盲较为多见,蓝色盲及全色盲较少见。色弱者主要表现辨色能力迟钝或易于疲劳,是一种轻度色觉障碍。

临床上常用假同色设计的色盲本检查色觉。检查在自然光线下进行。检查距离为0.5m,应在 5 秒钟内读出图中的图形或数字。按册内规定判断患者为正常或异常,如为异常时,可进一步分辨其为全色盲、绿色盲、红色盲、红绿色盲或色弱。

第四节　前房角镜检查

判断前房角的宽窄与开闭,对青光眼的诊断、分类和防治具有重要意义。

常用的前房角镜中央为一凹面镜,内有一斜面为 64°的反射镜,可将光线反射至房角隐窝。借助裂隙灯显微镜进行房角结构检查。

一、检查前准备

1. 滴表面麻醉剂 2~3 次(0.25%~0.5% 丁卡因或 2% 利多卡因)。如眼有分泌物应暂缓检查。

2. 使用前,用肥皂或洗衣粉及自来水洗净接触镜,再用无菌生理盐水冲洗。

二、检查方法

1. 先在接触镜甲基纤维蛋白或抗生素眼药水。检查者轻轻分开患者上、下睑,嘱患者稍向上注视;将接触镜一边先接触患者角膜缘,再嘱患者稍向下注视,迅速将接触镜置于患者角膜上。

2. 用裂隙灯直接焦点照明法检查前房角,并按顺时针或逆时针方向检查360°房角情况。在估计房角宽度时,不可压迫眼球或倾斜房角镜,应在原位或静态观察。

3. 查毕,患者滴以抗生素液,青光眼患者继续滴缩瞳剂。接触镜用肥皂或洗衣粉及自来水洗净。

三、记 录

1. 将检查所见按顺序(虹膜根部、睫状体带、巩膜突、小梁、Schlemm 管和 Schwalbe 线)记录,房角的宽度及色素按 Scheie 分类进行记录。

2. Scheie 房角宽窄分类法(以原位静态观察为准)

(1) 宽角(W):虹膜周边部平坦,全部房角结构均能看清。

(2) 窄角(N):虹膜周边部不同程度隆起。

窄Ⅰ:可见部分睫状体带。

窄Ⅱ:看不到睫状体带,仅见巩膜突及小梁。

窄Ⅲ:仅见前部小梁。

窄Ⅳ:看不到小梁,仅见或不见 Schwalbe 线。

3. Scheie 房角色素分级法

0 级:房角无色素沉着。

Ⅰ级:色素极少,稀疏地分布于后部小梁。

Ⅱ级:后部小梁色素较多,前部小梁及 Schwalbe 线上少量色素沉着。

Ⅲ级:后部小梁色素密集。

Ⅳ级:整个小梁是深棕色,巩膜突及角膜内面亦有色素沉着。

4. Shaffer 前房角分类法

0 级:房角已关闭。

1 级:明显窄角,仅可见 Schwalbe 线或部分小梁。

2 级:中度窄角,仅可见小梁网。

3 级:开角,可见巩膜峪。

4 级:宽角,原位状态可见睫状体带。

四、禁 忌 证

1. 眼球破裂伤患者。

2. 急性结膜炎患者。

3. 角膜上皮水肿。

4. 眼部有炎症,眼痛者。

五、注意事项

操作要轻巧,勿损伤角膜,其他同裂隙灯检查。

第五节 眼压检查

一、指测法

令被检者两眼向下注视,检查者将两手中指、环指置于患者前额作支撑,示指指尖放在上睑板上缘的皮肤面,两指交替向眼球中心方向轻压眼球,当一指压迫眼球时,另一指即可感触波动感,借指尖感觉眼球波动的抵抗力,以估计眼球的软硬度。眼压正常记录为Tn,眼压轻度增高T+1、中度增高T+2、高度增高T+3;T−1、T−2和T−3分别为眼压轻、中和高度减低。

二、眼压计测量法

(一)希厄茨(Schiotz)眼压计测量法

属压陷式眼压计,是用一定重量的砝码压陷角膜中央部,引起眼球容积的变化,测量眼压。测量结果受眼球壁硬度的影响。

1. 滴 0.25%~0.5% 丁卡因液或 2% 利多卡因液 2~3 次。

2. 在眼压计测试板上测试指针是否指向 0 刻度,指针灵活与否。用乙醇棉球或乙醚消毒眼压计足板后,用干棉球擦干或自然干燥。

3. 患者仰卧于检查床,令患者伸出食指并注视之,使角膜位于水平正中位。

4. 检查者右手持眼压计,左手指轻轻分开患者上下眼睑,分别固定于上、下眶缘,不可压迫眼球,然后将眼压计垂直地轻轻放置角膜中央,迅速读出眼压计指针度数。一般先采用5.5g砝码,若读数小于3,再用7.5 g 及或 10 g 砝码测量。每砝码连续测两次,记录使用的砝码及读数,其读数相差不应大于0.5 刻度。

5. 测量完毕,滴抗生素液一滴。

6. 用乙醇棉球将眼压计足板消毒。放置盒内,砝码放回原处。

7. 记录方法 砝码为分子,读数为分母。测出的读数查眼压换算表得出实际眼压。正常眼压值为 10~21mmHg。压陷式眼压计所测得的眼压会受到眼球壁硬度的影响,用两个不同重量的砝码测量,所得读数查表可以测得校正眼压值。

(二)Goldmann 压平眼压计测量法

1. 表面麻醉同 Schiotz 眼压计测量法。

2. 患者坐于裂隙灯前,将头固定于支架上,结膜囊内滴荧光素液或放置荧光素纸使泪液染色,用棉球吸去过多的泪液。

3. 裂隙灯与显微镜之间角度调整为 35°~60°。选择钴蓝色滤光片,开启光源,安装测压头,此时蓝光射在测压头上,选用 10×目镜观察。

4. 测压头上有 0°~180°的刻度,应将 0°对准金属固定装置上水平位白色刻线上。高度角膜散光超过 3D 者,需将 43°置于弱主经线方位。

5. 嘱受检查者双眼睁大,向前平视,眼球勿动,将测压螺旋置于 1g 的刻度上,然后将操纵杆向前缓推,使测压头逐渐接近被检角膜中央,但不能触及睫毛。当测压头触及角膜时,角膜面即出现蓝光,此时暂停推进,在显微镜内可见有两个黄绿色半圆环,再调节操纵杆及升降螺旋,将环之位置及形状调节到合适为止。半环不可太宽或太窄,上、下半环大小要相等,位置对称,并位于视野中央。最后旋转眼压计的测压螺旋,直至两个半环的内界恰好相接为准,将此时螺旋上的刻度乘 10,即得眼压的 mm 汞柱数。取 2~3 次测量的平均值记录。

6. 测量完毕,滴抗生素液一滴。

7. 测压头的消毒　用肥皂水洗净后再用消毒生理盐水冲洗,干燥后放回原处。

8. 记录时应标明为 Goldmann 压平眼压计所测值。

(三) Perkins 压平眼压计

此眼压计为手持式。患者可取卧位,检查方法与 Goldmann 压平眼压计同。角膜增厚不平,影响测定的准确性,不应用此型眼压计测量眼压。

(四) 非接触眼压计(NCT)测量法

此眼压计利用气体脉冲力压平角膜中央 3.6mm 直径的一定面积。

1. 检查时不用表面麻醉剂。患者坐位,头放于头架上,令患者注视仪器中的红点。Keeler 手持式者可用于卧位时检查。

2. 检查者从目镜中观察时,红点调整至瞄准圆环中央,按下发射钮,即可显示眼压数值;一般连续测量 3 次,取其平均值。

3. 角膜不平者,测量结果不准确。

第六节　屈 光 检 查

屈光检查(验光)是使用不同的方法检测眼屈光不正的性质及程度,以了解眼屈光状态的方法。此检查可主要分为两大类:主觉检查法与他觉检查法。

一、主觉检查法

(一) 概念

受检者在自然调节状态下,根据视力情况选择最适宜的镜片,从而判断屈光性质与屈光程度。

（二）特点

这种方法完全是以受检查者主观的知觉能力、判断能力为依据,因此在使用上有一定的局限性。

（三）方法

1. 针孔片法　镜片箱内有一针孔片,是在黑镜片中央有一直径为 1mm 圆孔,置此片于受检眼前,其机制为将瞳孔缩小,消除眼屈光系统中周边部分的光学作用,克服部分散光,并可增加所观察外界物体的景深。所以,如为屈光不正者,戴用针孔镜其中心视力会有所提高。如系屈光间质病变、眼底病变等,则视力不能提高。利用此法可初步鉴别视力减退的原因,是系屈光不正引起,还是由屈光介质病变,眼底病变引起。但是,仅依此点不能确定屈光异常的性质及度数。

2. 裂隙片法　镜片箱内有一黑遮片,其中央刻有一个长 20mm、宽 1mm 的裂隙,此谓裂隙片。利用裂隙片可以遮挡裂隙方向以外的光线。散光眼是由于不同子午线方向上的屈光力不同,所以当裂隙处在散光力量最小的子午线方向时,视力增进。用此法可以确定散光的轴向。

方法:将裂隙片放在试镜架上,旋转裂隙的方向,寻找最好视力的子午线,用插镜片法提高其视力,然后旋转 90°,再用球面镜检查另一子午线上的屈光度。以所得结果进行球柱换算,即为矫正镜片值。

3. 主觉插片法（显然验光法）　为最常用的主觉屈光检查法。将不同度数镜片逐一放于受检眼前进行测试,直到达到该眼最佳视力,此镜片即为该患者的屈光度数。

4. 雾视法（云雾试验）　将一+3.0～+4.0 DS 凸球镜片置于受检眼前,形成近视,表现出视力下降、视物模糊,有如处于云雾之中,故称之为云雾法。此时令其观看远视力表,30min 后,睫状肌逐渐松弛,调节功能暂时处于休息状态后,再逐渐减少凸透镜的度数,必要时加凹透镜片,直至获得最佳视力。

5. 散光表法　散光表检查法可以较快确定有无散光及散光的轴向。

6. 交叉柱镜验光法　在进行插片验光初步试镜以后,用交叉柱镜法可校正及调整原柱镜片轴向和镜度（本法亦常用于检影验光之后的校正）。此法一经熟练掌握,操作简单、方便、灵敏,是主觉验光法的重要步骤之一。

二、他觉检查法

（一）概念

由检查者根据检查的状况来测知屈光状态。还可用于主觉检查法无法检查或其检查结果不可信赖时,如儿童、聋哑、精神迟钝的成人等。

（二）分类

1. 直接检眼镜检查法　使用直接检眼镜可粗略估计屈光状况。其原理为:当用直接检眼镜检查眼底时,需用检眼镜上的镜片矫正检查者眼及被检眼的屈光不正后,才能看清眼底。因此,检查者需了解自己眼睛的屈光状态,才能推断出被检眼的屈光状态。如检查者眼有-2.00D 的近视,用-4.00D 能看清被检眼眼底,故估计被检眼约有-2.00D 的近视。

2. 检影法　也称视网膜检影法。为最常用的一种较准确的他觉屈光检查法,此法是用视网膜镜观察眼底反光的顺动和逆动,客观测量眼屈光状态的一种方法。临床上最常用的检影法为静态检影法。即:使被检眼的调节作用处于完全松弛状态下的屈光检影法。常用睫状肌麻痹剂(如阿托品、后马托品等)来抑制眼调节作用,并同时使瞳孔扩大。方法:应在暗室内进行,检查者与被检者相距 1m 面对而坐,检查者手持检影镜将光线投射到被检眼散大的瞳孔区内,轻轻转动镜面,观察由视网膜反射到瞳孔区的光影运动情况。

根据检影的结果将矫正镜片置于试镜架上,让被检者主观判断,并做小量调整,以达到最好的矫正视力,且佩戴舒适无症状。当睫状肌麻痹剂的药效完全消失后,再做第二次复验(也称后试验),可进行进一步调整,以获得戴镜最舒适及视力矫正最佳的屈光状态。

3. 自动验光仪法　为目前最常用的方法,操作简单、快捷,可迅速测定眼屈光度。检查时应注意让受检者保持头、眼位的相对不动,尽量处于松弛状态。验光时每眼连续测三次。检查者要熟练掌握操作技术,操作要力求迅速,尽量缩短测试时间不要使受检者感到极度疲劳而影响测量的准确性。因此,其准确性会受被检者的合作程度、眼调节作用及仪器精确度等因素的影响。

第七节　眼外肌功能检查

一、协同肌、对抗肌和配偶肌

1. 协同肌　某一眼外肌行使其主要作用时其他起协同作用的眼外肌。
2. 对抗肌　某一眼外肌行使其主要作用时其他起减弱作用的眼外肌。
3. 配偶肌　双眼行使相同作用的眼外肌。双眼同向运动有 6 组配偶肌即 6 组诊断眼位。
(1) 向右注视,配偶肌为右外直肌及左内直肌。
(2) 向左注视,配偶肌为左外直肌及右内直肌。
(3) 向右上注视,配偶肌为右上直肌及左下斜肌。
(4) 向左上注视,配偶肌为左上直肌及右下斜肌。
(5) 向右下注视,配偶肌为右下直肌及左上斜肌。
(6) 向左下注视,配偶肌为左下直肌及右上斜肌。

二、眼位和斜视角的测定

(一) 遮盖法

1. 交替遮盖法　遮盖一眼观察另一眼是否有水平或垂直运动,再将遮板迅速移至另一眼前,观察去遮盖眼是否有运动,如两眼均不动则为正位视,如有转动则表示有斜视或隐斜。

2. 遮盖去遮盖法　遮盖一眼,然后将遮板迅速移去,观察双眼运动情况。如双眼均无运动且双眼均为正位,则为正位视。如被遮盖眼由某一偏斜位转至正位,而另一眼不动,则患者有隐斜。如被遮盖眼转至正位而另一眼又转至偏斜位,则为单眼斜视,被遮盖眼为注视眼。如遮盖前一眼偏斜,遮盖此眼去遮盖后被遮盖眼不动,另一眼也不动,则为单眼斜视,被遮盖眼为非注视眼。

(二) 测定斜视角

测定斜视角时应考虑 kappa 角,即视轴与瞳孔中心线的夹角。角膜反光点位于瞳孔中心鼻侧为+kappa 角,位于瞳孔中心颞侧为-kappa 角。在生理情况下多为+kappa 角,大约在为 5°~7.5°范围。

测定眼位和斜视度的方法有以下几种。

1. 角膜映光法(Hirschberg 法)　令患者注视 33cm 处的手电灯光,观察角膜反光点的位置,如双眼角膜反光点位于瞳孔中央,为正位视;如反光点位于瞳孔缘,则斜视角约为 15°,若反光点位于瞳孔缘与角膜缘中间为,斜视度约为 25°~30°,反光点在角膜缘,斜视度约为 45°。一般认为角膜反光点移位 1mm 相当于 7°的偏斜。用同法测定注视距离为 6m 时的斜视角。

2. 三棱镜加遮盖法　可除去双眼融合功能,并消除 kappa 角的影响。测得的结果较为精确。将三棱镜置于斜视眼前,内斜视则底向外,外斜视则底向内。交替遮盖双眼逐渐增加三棱镜度数,直到消除眼球运动为止,此时所用的三棱镜度即斜视度。可进行 6m 和 33cm 不同距离及 9 个方位斜视度的检查。

3. 同视机法　可测量主观斜视角和客观斜视角,并了解视网膜对应的状况。自觉斜视角测定使用同时知觉画片,测定左眼斜视度时将同视机右臂置于 0°处,将左臂移至偏斜角处,患者双眼注视镜筒,当二画片重合时左镜筒臂所指刻度即为左眼自觉斜视角。测定他觉斜视角时让患者注视光源,交替点灭光源同时移动镜筒臂,使反光点位于角膜中央,至患者双眼均不动时镜筒臂所指刻度为他觉斜视角。

4. 视野计法　用弧形视野计测量。分别测量 33cm 和 6m 处的斜视度数。右眼注视,测量左眼斜视度,左眼注视,测量右眼斜视度。令患者一眼注视视野计中心处或 6m 处固视点,测量另眼斜视度数。以一手电灯光沿视野计弧臂移动,至角膜反光位于斜视眼瞳孔中央,此时的角度加上 kappa 角即为斜视度。

第一斜角和第二斜角:健眼注视时麻痹眼的偏斜角为第一斜角,麻痹眼注视时健眼的偏斜角为第二斜角。在麻痹性斜视中第二斜角大于第一斜角。

三、眼球运动功能测定

1. 单眼运动　眼球水平内转时,瞳孔内缘应达到上下泪点连线。外转时外侧角膜缘应达到外眦角。超过此点为肌力亢进,未达此点为肌力不足。上转时角膜下缘与内外眦连线在同一水平,下转时角膜上缘与内外眦连线在同一水平。眼球内转时上转为下斜肌功能亢进,内转时下转为上斜肌功能亢进。

2. 双眼运动　检查患者向上、下、左、右、左上、右上、左下、右下等各个诊断眼位注视时的双眼运动是否协调,各组配偶肌间有无功能亢进或减弱。

3. 集合运动　将一直尺 0 点置于患者眶外缘,令患者注视 33cm 视标,将视标逐渐向患者鼻根移动,患者双眼随之集合,当视标移至某一点时,患者双眼不能再向内集合而有一眼外转,此点在直尺上的位置即为集合近点。正常为 5~10cm。

四、双眼视觉功能测定

外界物体在双眼视网膜相应部位(即视网膜对应点)所成的像,经过大脑枕叶视觉中枢的融合,综合成一个完整的、立体的单一物像,这种功能称为双眼单视。双眼单视功能分为三级:Ⅰ级为同时知觉;Ⅱ级为融合;Ⅲ级为立体视觉。可用以下方法检查。

1. 障碍阅读法　用一铅笔置于双眼与书之间,能正常使用双眼者可顺利阅读,仅用一眼者则铅笔必然遮挡数个文字。此为一简单实用的方法。

2. Worth 四点试验　用一装有四块圆形玻璃的灯箱,上方为红色,中央两个为绿色,下方为白色。患者戴红绿眼镜。有双眼视觉者可看到 4 个灯,上方为红色,中央两个为绿色,下方为红或绿色。双眼视觉不正常者仅看到两个红灯或 3 个绿灯。如看见二红三绿 5 个灯则患者有复视。

3. 同视机法　用同视机检查的是看远的双眼视觉。使用不同的画片可检查三级功能。

Ⅰ:同时知觉画片可查出主观斜视角和客观斜视角。如主观斜视角等于客观斜视角为正常视网膜对应,如二者相差5°以上则为异常视网膜对应。

Ⅱ:融合画片为一对相同图形的画片,每张图上有一不同部分为控制点。先令患者将二画片重合并具有控制点,再将二镜筒臂等量向内和向外移动,至二画片不再重合或丢失控制点。向内移动范围为辐辏,向外移动范围为分开,二者相加为融合范围。正常融合范围为:辐辏 25°~30°,分开 4°~6°,垂直分开 2°~4°。

Ⅲ:立体视画片,双眼画片图形相似,但有一定差异,在同视机上观察有深度感。

4. 随机点立体图　常用的有 Titmus 立体图和颜少明立体视觉图。前者用偏振光眼镜,后者用红绿眼镜检查。用于儿童,简便易行,可做定量检查。

五、被动牵拉试验和主动收缩试验

1. 被动牵拉试验　用于鉴别眼球运动障碍是限制性原因还是其他原因。局部麻醉后用多齿镊子夹住角巩膜缘处球结膜,将眼球向偏斜方向的对侧牵拉。如遇阻力说明向偏斜方向作用的肌肉有机械性限制,如无阻力说明偏斜方向对侧的肌肉麻痹。用于鉴别眶壁骨折、Graves 病等引起的斜视。

2. 主动收缩试验　用于鉴别眼外肌属完全麻痹或部分麻痹,局部麻醉后以固定镊子夹住麻痹肌作用方向对侧的角巩膜缘处球结膜,嘱患者向麻痹肌作用方向注视。如眼球运动牵动镊子说明该肌肉有部分功能存留。

六、复视像检查

复视像检查用于分析麻痹性斜视中的受累肌肉。检查时患者双眼注视正前方,右眼前放置红镜片。检查者手持光源站在 lm 处。复视者可看见一个红灯和一个白灯两个像,将光源分别置于 9 个诊断眼位(正前方、左、右、上、下、左上、右上、左下、右下),让患者描述红白两个复像的位置和距离并记录分析。

(1) 询问患者看见的是水平复视还是垂直复视。

(2) 再询问在哪个方向复视像分离的距离最远。

(3) 询问周边物像属哪只眼,则该眼肌肉为受累肌肉。

例如:患者为水平同侧复视,向左看复视分离最大,左眼像在周边(白灯在左侧)则为左眼外直肌麻痹。如患者为垂直复视,右眼物像在上方(红灯在上方),向右下看复视分离最大,左眼像在周边,则为左眼上斜肌麻痹。

此方法对于单条眼外肌麻痹较易分析,但不能区别麻痹性斜视和限制性斜视。

七、Bielschowsky 头位倾斜试验

Bielschowsky 头位倾斜试验是诊断上斜肌麻痹的方法。在上斜肌麻痹时麻痹眼为高位眼,代偿头位:头向低位眼一侧倾斜,下颌内收。双眼向麻痹眼对侧注视时垂直斜度加大,患眼内上转过强,内下转落后,健眼外上转落后,外下转过强。为区别上斜肌麻痹与上直肌麻痹应做 Bielschowsky 头位倾斜试验:如头向高位眼一侧倾斜时,垂直斜度加大,为Bielschowsky 征阳性,诊断该侧上斜肌麻痹,如向低位眼一侧倾斜时垂直斜度加大,为Bielschowsky 征阴性,诊断该侧上直肌麻痹。

第八节　实验室检查

眼部微生物标本采取

(一) 刮片

为检查病变区的细胞学改变和致病微生物,以明确诊断。

1. 表面麻醉。

2. 结膜刮片　以消毒刮刀或虹膜恢复器垂直睑结膜面,轻轻刮取结膜上皮细胞层,将刮出物分别涂于两张玻片上,经纯甲醇固定后,一张做吉姆萨(Giemsa)染色,供细胞学检查用,另一张用革兰(Gram)染色,供细菌学检查用。

3. 角膜刮片　用消毒刮刀或虹膜恢复器,刮取角膜溃疡边缘或进行缘,将刮出物涂片、染色,方法与结膜刮片同。

4. 刮片细胞学检查

(1) 常规染色:

1) Gram(革兰)染色:细菌、真菌。

2) Giemsa(姬姆萨)染色:细菌、真菌、棘阿米巴。

(2) 特殊染色:

1) 果莫里(Gomori)乌洛托品银染色,PAS 染色:棘阿米巴、真菌。

2) 抗酸染色:分枝杆菌、奴卡菌属。

3) 荧光蛋白,需用荧光显微镜:棘阿米巴、真菌。

注:当怀疑真菌感染时,需要做溃疡基底深部刮片,有时做角膜活检。

(二) 结膜囊普通细菌培养

1. 表面麻醉。

2. 酒精灯火焰消毒培养管口后取出浸有肉汤培养基的消毒棉拭子,在内 1/3 下结膜囊内轻轻擦拭并旋转 360°,然后将培养管口在酒精灯火焰消毒,再将拭子插入管中,在 2h 内送化验室接种肉汤培养基。同时做药物敏感试验。

3. 拭子切勿接触睫毛和睑缘皮肤。

(三) 角膜溃疡部普通细菌和真菌培养

1. 设备　裂隙灯、无菌小铲、刀片、湿润过的无菌藻酸钙拭子、培养塞、显微镜载玻片、酒精灯。

2. 操作

(1) 角膜表面麻醉,最好用丙美卡因(proxymetacaine),因为该药的杀菌作用最小。

(2) 在裂隙灯下用小铲刀、刀片或拭子在浸润的基底和进行缘刮取标本,置培养基或涂载玻片上。每次取材所用铲刀通过酒精灯火焰消毒,确定铲刀尖部温度正常后再接触角膜进行下一次取材。其余同结膜囊培养。

(3) 培养基。

3. 常规培养

(1) 血琼脂培养墓:培养绝大多数细菌。

(2) 不含放线菌酮环己糖的 Sabouraud 葡萄糖琼脂培养基,置于室温培养。

(3) 硫乙醇酸钠肉汤:需氧和厌氧菌。

(4) 巧克力琼脂培养基,放入一个 10% 二氧化碳温箱中培养(嗜血杆菌、淋球菌)。

4. 特殊培养

(1) Lowenstein-Jensen 培养基:培养分枝杆菌、奴卡菌属。

(2) 大肠埃希菌覆盖的非营养琼脂培养基:棘阿米巴。

(3) 胰酶大豆肉汤。

(四) 前房水细菌培养

1. 在颞下方角膜缘以结核菌素注射器(去处注射器针芯)及细针头刺入前房内,针尖斜面应向角膜后壁方向。房水可自然进入注射器内,其量约 0.25ml。然后轻轻拔出针头。

2. 将房水滴于培养管内的棉拭子,再放入培养管内送培养。

3. 结膜囊内滴用抗生素眼药水。

(五) 玻璃体细菌培养

从玻璃体穿刺或切割术中取玻璃体,棉拭子涂抹方法同前房水。

第九节 眼底血管造影检查

一、荧光素眼底血管造影(fundus fluorescein angiography,FFA)

(一) 操作前准备事项

询问患者有无心血管及肝肾疾病史,变态反应及药物过敏史,告知患者荧光素可引起恶心、呕吐、荨麻疹、低血压、皮肤暂时性黄染等反应。药物 24~48h 后经小便排出,因而小便可以变黄。

充分散大瞳孔。准备好各种急救用品如 1 :1000 肾上腺素,注射用肾上腺皮质激素。异丙嗪、氨茶碱及阿拉明(间羟胺)等。

(二) 操作步骤

在暗室中进行。注射前应摄彩色眼底照片和不加滤光片的黑色照片各一张,肘前静脉注入荧光素钠后 5~25s,采用配备有滤光片系统装置的荧光眼底照相机立即拍照,拍照间隔时间随病情而定。

(三) 荧光造影结果分析

1. 正常人臂-视网膜循环时间大约在 7~12s 之间:荧光素从肘前静脉注射后,经右心→左心→主动脉→颈总动脉→颈内动脉→眼动脉而到眼底,为时 7~12s(但亦有长达 15~30s 者),两眼相差不超过 0.5~1s。根据荧光素在眼底的充盈过程,Hayreh 分期为:

(1) 视网膜动脉前期:此期脉络膜先出现地图状荧光,视盘出现淡的朦胧荧光色,如有睫状视网膜动脉存在,也显荧光。

(2) 视网膜动脉期:见于脉络膜血管充盈约 0.5~1s 钟后,并在 1~2s 内迅速分布至全部动脉系统。染料首先现在血柱中央成为轴流,在分支处被分为两股,各沿分支一侧流动,形成一侧有荧光、一侧无荧光,我们称之为动脉层流。此其静脉完全不显荧光。

(3) 视网膜动静脉期:视网膜动静脉完全充盈,毛细血管呈现网状,当充满染料的一支或数支小静脉进入大静脉时,染料便先沿着这一侧的静脉边缘向视盘方向流动,在静脉血管内的一侧或两侧呈现荧光而中央则无荧光,称为静脉层流。此期主要表现是染料在动、静脉中显影浓度比较均匀一致。

(4)视网膜静脉期:1~2s后动脉荧光浓度逐渐下降或消失,而静脉荧光均匀一致。

(5)后期:指注射荧光素钠后10~15min,静脉还存在淡淡的残余荧光。

2. 异常眼底荧光形态

(1)强荧光:

1)透见荧光:见于视网膜色素上皮萎缩和先天性色素上皮减少这两大类疾病。其特点为:早期出现,与脉络膜同时充盈;荧光强度随脉络膜荧光增强而增强。造影晚期随着脉络膜染料的排空而减弱或消失。造影晚期其荧光形态和大小无变化。

2)异常血管

A. 血管迂曲扩张:常见的有视网膜静脉阻塞、糖尿病视网膜病变、视网膜前膜、视盘水肿、视盘炎等。

B. 血管瘤(动脉瘤):共分为两种类型:微动脉瘤,多见于糖尿病视网膜病变,视网膜静脉阻塞等低灌注性视网膜病变;大动脉瘤,由小动脉呈瘤样突起所致,可见于大动脉瘤病和Coats病等。

C. 毛细血管扩张:如Leber多发性微血管瘤、糖尿病视网膜病变、视网膜静脉阻塞、Coats病等。

D. 短路:动脉与静脉直接联系,中间不经过毛细血管。

E. 侧支:多发生在血管阻塞附近,常为静脉和静脉之间形成侧支,最常见于视网膜静脉阻塞。动脉和动脉之间形成侧支见于视网膜动脉阻塞。

F. 异常吻合:如视网膜血管与脉络膜血管吻合,见于脉络膜视网膜炎等。

G. 新生血管:可发生在视网膜或视盘上,并可伸入玻璃体内,渗漏荧光素较强。最常见于糖尿病视网膜病变、视网膜静脉阻塞、视网膜静脉周围炎、早产儿视网膜病变等。

H. 视网膜下新生血管:即脉络膜新生血管。检眼镜下视网膜下新生血管呈污秽的灰白色或灰黄色,或有出血。荧光造影早期充盈呈点状强荧光,或不规则形、花边形或海团扇状。见于老年黄斑变性、中心性渗出性脉络膜视网膜病变、高度近视、血管线样纹、脉络膜破裂、组织胞浆菌病、光凝后和炎症等。

3)渗漏:由于视网膜血管内皮和色素上皮屏障受到破坏,染料渗入到组织间隙的结果。

A. 玻璃体渗漏:见于新生血管长入玻璃体腔内。各种炎症,如视乳头炎、后葡萄膜炎、肿瘤血管。

B. 视盘渗漏:可由于视盘水肿、视乳头炎或缺血性视神经病变。

C. 视网膜渗漏:造影晚期视网膜血管壁有渗漏,使血管壁染色。严重的血管渗漏形成囊样水肿和非囊样水肿,囊样水肿常发生在黄斑部位:见于糖尿病视网膜病变、视网膜静脉阻塞、葡萄膜炎、肿瘤、无晶状体眼黄斑囊样水肿、视网膜色素变性、视网膜脱离、视网膜下新生血管等。

D. 脉络膜渗漏:分为池样充盈和组织染色。

i. 池样充盈又称为积存荧光。荧光素积聚在视网膜神经上皮层下,即为视网膜神经上皮脱离。感觉层与色素上皮脱离,边界不清。荧光素积聚于色素上皮下即为色素上皮脱离,色素上皮与脉络膜分离,为边界清晰的强荧光,见于中心性浆液性脉络膜视网膜病变、视网膜下新生血管、脉络膜肿瘤、炎症等。池样充盈需与透见荧光进行鉴别,前者荧光形态和亮度随时间的延长愈来愈强,荧光维持时间达数小时之久。透见荧光随脉络膜荧光的增强而增强,随脉络膜血管荧光排空而消失。

ii. 组织染色指视网膜下异常结构或物质可因脉络膜渗漏而染色,以致形成晚期强荧光,包括:玻璃膜疣染色;瘢痕染色;巩膜染色(如高度近视)等。

(2) 弱荧光:

1) 荧光遮蔽:视网膜前的任何浑浊包括角膜、前房、晶状体、玻璃体以及视网膜血管前面的浑浊都可部分地或全部地遮挡视网膜和脉络膜的荧光,浑浊越靠前,阻挡荧光越少,越靠近眼底,阻挡越强。

A. 视网膜荧光遮蔽:如角膜浑浊、前房炎性渗出、前房出血、晶状体浑浊和玻璃体积血、星样浑浊、炎性碎屑、膜形成、玻璃体内寄生虫。视网膜前和神经纤维层的不透明物质如出血、渗出、水肿或机化。

B. 脉络膜荧光遮蔽:视网膜深层组织的渗出、水肿、出血或色素沉着可遮盖脉络膜的荧光,但不遮盖视网膜内层血管的荧光。

2) 充盈缺损:与荧光遮蔽不同,眼底看不见任何浑浊物质,而是由于血管内无荧光充盈所呈现的弱荧光。

A. 视网膜血管充盈缺损:视网膜动脉荧光充盈缺损,如无脉病、颈动脉阻塞或狭窄、眼动脉或视网膜中央动脉阻塞等。视网膜静脉病可致静脉充盈不良,如果毛细血管闭塞则可形成大片无荧光的暗区,称为无灌注区,常见于静脉阻塞、糖尿病视网膜病变、视网膜静脉周围炎、早产儿视网膜病变等。

B. 视盘血管充盈缺损:见于先天性视盘小凹或视盘缺损。后天性者见于视神经萎缩或缺血性视盘病变。早期呈现弱荧光,晚期可因组织染色呈现强荧光。

C. 脉络膜血管充盈缺损:如先天性脉络膜缺损或变性性疾病、炎症、睫状动脉阻塞等。早期呈现三角形弱荧光区,晚期因组织染色而呈现三角形斑驳样荧光。

二、吲哚青绿血管造影术(ICG)

与荧光素眼底血管造影相类似的眼血管造影术,造影剂为吲哚青绿。用于使脉络膜和视网膜血管成像。与荧光造影相比,ICG对脉络膜血管的分辨率较好,而对视网膜血管分辨率较差。

1. 检查方法　眼底照相机基本与荧光造影相似,但所用激发滤光片波长为775.5nm,屏障滤光片波长为854.9nm。也可与电视录像和微机联网。

2. 临床应用　可用于测量正常脉络膜循环,正常人平均脉络膜动脉充盈时间为(2.811)秒(从造影开始),平均脉络膜毛细血管充盈时间为(4~9±2~3)秒,平均脉络膜动脉至脉络膜静脉通过时间为(10.8~12.9)秒。可用于观察脉络膜疾病,如老年性黄斑变性,特别是有视网膜下新生血管者,可发现隐匿的新生血管。还可用于检查脉络膜肿瘤、中心性浆液性脉络膜视网膜病变、各种脉络膜炎症、变性性疾病、血管样条纹和血管阻塞病等。

第十节 视觉电生理检查法

常用的临床电生理检查包括:视网膜电图(electroretinogram,ERG),眼电图(electro-oculogram,EOG)和视觉诱发电位(visualevoked potential,VEP),它们分别反映视网膜各层次的电活动表 2-1-1

表 2-1-1 视觉电生理检查

色素上皮	EOG
光感受器	ERG 的 a 波
双极细胞,MVller 细胞	ERG 的 b 波
无长突细胞等	ERG 的 Ops 波
神经节细胞	图形 ERG
视神经	VEP 和图形 ERG

一、视网膜电图(ERG)

视网膜受到迅速改变的光刺激后,从感光上皮到双极细胞及无足细胞等产生的一系列电反应。

(一) 闪光 ERG

主要由一个负相的 a 波和一个正相的 b 波组成,叠加在 b 波上的一组小波为振荡电位(oscillatory potentials,OPs)。

1. 检查步骤

(1)暗适应状态:记录视杆细胞反应,最大反应和 OPs 波。视杆细胞反应:低于白色标准刺激光(standard flash,SF)2.5log 单位的弱光刺激反应。最大反应:由 SF 刺激产生,为视网膜锥细胞和杆细胞综合反应。Ops 波:由 SF 刺激获得,但低通放在 75~100Hz,高通选择 300Hz,刺激间隔 15 秒。

(2)明适应状态:单闪烁视锥细胞反应:背景光为 17~4cd/(s·m²)(5~10fl)抑制视杆细胞,经 10 min 明适应后,用白色 SF 刺激即获得视锥细胞反应。30Hz 闪烁反应,每秒闪烁 30 次,测量稳定状态时的振幅。

2. 临床应用

(1)视网膜遗传性和变性疾患。

(2)屈光间质浑浊时视网膜功能。

(3)视网膜药物中毒性反应。

（4）视网膜铁锈症的损害程度。

（5）视网膜血管性、炎症性和外伤性等疾患造成的功能损害。

3. 诊断指导

（1）熄灭型ERG：记录不到a波和b波的振幅，见于Leber先天性黑矇、视网膜发育不全、视网膜色素变性、全视网膜脱离、铁锈症、铜锈症等。

（2）a波和b波下降，反映视网膜内层和外层均有损害，见于：视网膜色素变性、玻璃体积血、脉络膜视网膜炎、全视网膜光凝后、铁锈症、铜锈症等。

（3）ERG的b波下降，a波正常，提示视网膜内层功能障碍，见于：先天性静止性夜盲症Ⅱ型，静止型白点状眼底（小口氏病），青少年视网膜劈裂症，视网膜中央动脉阻塞，视网膜中央静脉阻塞。

（4）ERG视锥细胞反应异常，视杆细胞反应正常，见于：全色盲，进行性视锥细胞营养不良等。

（5）OPs波下降或消失，见于：视网膜缺血状态：如糖尿病视网膜病变、视网膜中央静脉阻塞的缺血型和视网膜静脉周围炎等，先天性静止性夜盲症。

（二）图形ERG

由一个称为P或P-50的正相波和称为N，或N-95的负相波组成。图形ERG（PERG）的起源与神经节活动密切相关，它的正相波有视网膜其他结构的参与。

临床应用：

1. 开角型青光眼的早期诊断　PERG的改变早于PVEP。

2. 黄斑病变。

3. 原发性视神经萎缩。

4. 帕金森病。

二、眼电图（EOG）

眼电图是测量在视网膜色素上皮和光感受器细胞之间存在的视网膜静息电位。根据在明、暗适应条件下视网膜静止电位的变化，可反映光感受器细胞的光化学反应和视网膜外层的功能状况，也可用于测定眼球位置及眼球运动的生理变化。

临床应用：

1. 卵黄状黄斑变性，EOG异常而ERG正常。

2. 药物中毒性视网膜病变，如氯喹等。

3. EOG可用于不接受ERG角膜接触镜电极的儿童受检者。

4. 用于眼球运动的检查。

三、视诱发电位（VEP）

包括闪光VEP和图形VEP。患者不能保持合作或视力极差者，可用闪光刺激，可以测出枕叶皮质是否接受到从视网膜来的信息,称闪光 VEP(简称 F—VEP)。如果患者的视网膜电流图正常而要鉴定患者视力障碍是否起源于大脑皮质,而大脑皮质神经元对线条的刺激反应比闪光更明显,因此可以使用棋盘或斜线图案作为刺激,称图形 VEP(简称 P-VEP)。

视皮层外侧纤维主要来自黄斑区。因此,VEP 也是判断黄斑区一种方法。从视网膜到视皮层任何部位神经纤维病变都可产生异常的 VEP。

临床应用:

1. 判断视神经、视路疾患　常表现为 P1 波潜伏期延长、N1P1 振幅下降。继发于脱髓鞘疾患的视神经炎,P1 波振幅正常而潜伏期延长。

2. 鉴别诈盲　主观视力下降而 VEP 正常,提示非器质性损害。

3. 检测弱视治疗效果。

4. 在合并皮质盲的神经系统病变的婴幼儿,如果 VEP 正常提示较好的视力预后。

5. 判断婴儿和无语言儿童的视力。

6. 对屈光间质浑浊患者预测术后视功能。

7. 在视交叉部的神经外科手术中使用 VEP 检测,VEP 振幅下降提示视路系统受到手术干扰。

第二章　眼科诊疗规范

第一节　睑　腺　病

一、睑　腺　病

【诊断】

1. 症状　患处红肿热痛等炎症表现。

2. 体征　初期眼睑红肿范围较弥散,疼痛剧烈,有硬结,压痛明显。炎症控制,红肿消散;继续发展数天后近睑缘皮肤面或睑结膜面出现黄色脓点,自行溃破。

【治疗】

1. 早期局部热敷,每日2~3次。滴用抗生素眼液或涂用抗生素眼膏。局部反应重或有全身反应者可口服抗生素。

2. 脓肿形成时,切开排脓。外睑腺炎的切口须与睑缘平行,内睑腺炎的切口与睑缘垂直。

二、睑板腺囊肿

【诊断】

1. 患者无明显局部症状。

2. 眼睑皮下无痛性近圆形硬性结节,单个或多个,大小不等,与皮肤无粘连。睑结膜面呈紫蓝色。

【治疗】

1. 小而无症状者,无须治疗。

2. 对大或有症状者　行睑板腺囊肿刮除术。

第二节　泪　器　病

一、泪　道　阻　塞

【诊断】

1. 症状　溢泪。

2. 泪道冲洗不通或不畅,冲洗液自原泪点或另一泪点反流。

【治疗】

1. 泪小点阻塞 可用泪点扩张器扩大泪小点,若无效可行泪小点切开术。

2. 泪小管阻塞 泪道探针探通,必要时泪小管内留置塑料管支撑,保留 3 个月。

3. 鼻泪管狭窄阻塞 泪道探针探通,泪道置管术,或用激光泪道疏通术治疗。

二、慢性泪囊炎

【诊断】

1. 症状 泪溢,并有黏液脓性分泌物自泪点反流。

2. 体征 挤压泪囊区有分泌物自泪点反流。

3. 泪道冲洗有黏液脓性分泌物溢出。X 线泪道造影检查可了解泪囊大小及阻塞的部位。

【治疗】

1. 眼部滴用抗生素眼液,滴药前应先挤出分泌物。

2. 多需手术治疗,常采用泪囊鼻腔吻合术,对高龄或无法行泪囊鼻腔吻合术的患者时可行单纯泪囊摘除术。

第三节 结 膜 病

一、细菌性结膜炎

(一) 急性细菌性结膜炎

【诊断】

1. 症状 发病急,流泪,异物感,分泌物增多。

2. 体征 眼睑肿胀,睑结膜充血,球结膜浅充血;结膜囊内分泌物,偶尔可并发卡他性边缘性角膜浸润或溃疡。

3. 结膜刮片和细菌培养可明确致病菌。

【治疗】

1. 分泌物多时,以生理盐水或 3% 的硼酸水冲洗结膜囊。

2. 选用敏感抗生素滴眼液滴眼。

3. 睡前涂抗生素眼膏。

4. 并发角膜炎时按角膜炎处理。

（二）超急性细菌性结膜炎

【诊断】

1. 发病急,眼睑结膜高度充血水肿,大量的脓性分泌物。

2. 结膜刮片和分泌物涂片行 Gram 和 Giemsa 染色检查、细菌培养、药物敏感试验和血培养等检查、有助于确定病原体。

【治疗】

1. 生理盐水或 3% 的硼酸水冲洗结膜囊,去除脓性分泌物。

2. 眼部滴用抗生素眼水和涂用抗生素眼膏。

3. 肌内注射青霉素或头孢类抗生素。

4. 注意隔离,防止传染。

5. 切勿包扎患眼。

二、沙 眼

【诊断】

1. 根据结膜乳头、滤泡、角膜血管翳和角膜瘢痕,可以做出诊断。

2. 实验室检查有助于确定沙眼的诊断。

3. 分期(我国 1979 年制定的沙眼分期方法)

1 期(活动期):上睑结膜乳头与滤泡并存,上穹隆结膜模糊不清,有角膜血管翳。

2 期(退行期):上睑结膜自瘢痕出现至大部分变为瘢痕。仅留少许活动病变。

3 期(完全瘢痕期):上睑结膜活动性病变完全消失,代之以瘢痕。此期无传染性。

【治疗】

1. 眼局部滴用抗生素滴眼液或眼膏。疗程最少 10~12 周。

2. 在急性期或严重的沙眼可全身应用抗生素治疗。

3. 发生并发症时,应多需要手术治疗。

三、病毒性结角膜炎

【诊断】

1. 上呼吸道感染病史,发病急,潜伏期 5~7 天。

2. 眼部异物感,眼痒部分病例及眼痛,水样黏液分泌物。

3. 发病 2~3 周后部分病例可出现角膜前弹力层下数个灰白色圆点浸润。

4. 分泌物涂片镜检可发现单核细胞增多,有助于诊断。

【治疗】

1. 以眼部治疗为主,主要是支持疗法,无特效药。

2. 滴用抗病毒滴眼药液,可能有一定疗效。

3. 当有角膜浸润时,可滴用糖皮质激素滴眼液。

4. 滴用抗生素滴眼液预防细菌感染。

5. 眼部冷敷和使用血管收缩剂,可缓解症状。

四、春季结膜炎

【诊断】

1. 季节发病。

2. 奇痒无比,黏丝状分泌物。

3. 可分为睑结膜型、角膜缘型及混合型。

4. 结膜分泌物涂片可找到很多嗜酸粒细胞。

【治疗】

1. 本病尚无根治方法,但有自限性。

2. 眼部滴用糖皮质激素滴眼液,但应警惕长期用药后引起糖皮质激素性青光眼。

3. 滴用血管收缩剂,联合抗组胺药,滴用非甾体类抗炎类滴眼液。

4. 滴用肥大细胞稳定剂。

5. 滴用免疫抑制剂滴眼液。

6. 冷敷可减轻症状。

五、翼 状 胬 肉

【诊断】

根据睑裂区呈翼状的纤维血管组织侵入角膜,即可诊断。

【治疗】

1. 胬肉发展到瞳孔区影响视力时,考虑手术。

2. 手术后复发几率较高。

第四节　角　膜　炎

一、细菌性角膜溃疡

【诊断】

1. 有角膜外伤史,多见异物伤史或佩戴角膜接触镜史。

2. 多在外伤后 24~48h 后发生。

3. 症状　眼红、痛、畏光、流泪、异物感,视力不同程度下降等。

4. 眼部检查

（1）眼睑红肿。

（2）球结膜深充血或混合充血。

（3）角膜灰白色浸润,浑浊,出现溃疡,溃疡可向深层及周围浸润扩大,可伴有前房积脓。

（4）严重角膜溃疡穿孔,眼内容脱出,眼内炎。

（5）铜绿假单胞菌性角膜溃疡:最为严重的化脓性角膜炎,症状剧烈,发展迅速,可于24~72h 内破坏整个角膜,数日内失明。

5. 实验室检查　可做刮片检查细菌、真菌,还可做细菌培养及药敏试验,确定致病因素。

6. 如有条件,应用角膜共焦显微镜,为感染性角膜炎早期病因诊断及疗效评价提供无创性检查手段。

【治疗】

1. 抗感染

（1）早期及时使用广谱抗生素,可选用头孢霉素、万古霉素、妥布霉素、喹诺酮类、多黏菌素、红霉素、氯霉素、杆菌肽、庆大霉素等,取 2~3 种联合用药,每 15 分钟至 1 小时点一次。睡前用抗生素眼膏。

（2）待培养加药敏结果回报后,选用敏感抗生素。

（3）严重者结膜下注射抗生素。

（4）必要时口服或静脉应用抗生素。

2. 散瞳　使用睫状肌麻痹剂,1%阿托品眼液,每日 2~3 次。

3. 局部热敷。

4. 糖皮质激素的应用　为减轻炎症反应,治愈后少留瘢痕,可在后期严密观察下使用。

5. 手术　即将穿孔者或溃疡穿孔,可做结膜瓣遮盖或治疗性角膜移植。

6. 后遗症、并发症治疗

（1）角膜瘢痕影响视力,可行角膜移植术。

（2）有继发青光眼的,行抗青光眼术。

二、单纯疱疹病毒性角膜炎

【诊断】

1. 原发感染

（1）常见于幼儿。

（2）全身发热。

（3）耳前淋巴结肿大。

（4）唇部或皮肤疱疹。

（5）眼部急性滤泡性结膜炎,伪膜型结膜炎,点状或树枝状角膜炎。

2. 复发感染

（1）诱因:疲劳,发热,抵抗力低下,外伤,精神压力,免疫缺陷病等。

（2）临床表现：

1）上皮性病变（树枝状、地图状）：

a. 症状：异物感、流泪、视力障碍、角膜知觉减退或消失。

b. 开始呈小水疱，破裂成浅层性点状病灶，点状病变融合成树枝状溃疡，其后树枝状溃疡之间上皮消失，呈境界明了的地图状溃疡。

2）基质性（盘状型）病变：

a. 症状：轻微或无，视力明显下降，角膜知觉消失。

b. 盘状角膜炎：

i. 角膜表面粗糙，颗粒状水肿，大疱或光滑完整。

ii. 实质层浸润，水肿，增厚，呈灰白色毛玻璃状，多位于中央，境界清楚的盘状浑浊，为病毒毒素引起的过敏性反应。

iii. 角膜后有沉着物。

iv. 可伴虹膜睫状体炎。

【治疗】

1. 原则　清除局部病变组织，抑制病毒的增殖，防止混合感染，尽量防止角膜实质层损害。

2. 方法

（1）抗病毒药物：阿昔洛韦眼药水，眼药膏；碘苷眼药水，眼药膏。

（2）干扰素或干扰诱导剂与抗病毒药联合应用。

（3）自家血清点眼或自家血清结膜下注射。

（4）糖皮质激素的应用：树枝状、地图状禁用糖皮质激素；盘状角膜炎慎重合理使用。

（5）伴虹膜睫状体炎：阿托品散瞳。

（6）手术：即将穿孔者或溃疡穿孔，可做结膜瓣遮盖，治疗性角膜移植。角膜瘢痕影响视力，可行角膜移植术。

三、真菌性角膜炎

【诊断】

1. 病史　有农作物外伤史，角膜手术后等，或局部长期使用激素及抗生素眼药患者，病情发展缓慢，病程长，经多种抗菌药物治疗无效者。

2. 溃疡形态　变异很大，常为不规则形，边界不清楚，表面干燥，溃疡色调较白，溃疡外围有结节样浸润点或伪足样分枝，形成所谓卫星病灶。

3. 有严重的虹膜炎反应，常伴前房积脓，较稠厚。

4. 涂片、培养、组织活检、免疫荧光染色、电子显微镜、PCR、角膜共焦显微镜等，找到真菌菌丝或有菌落生长时均可确诊。

【治疗】

抗真菌药物。

第五节 白 内 障

【定义】

晶体浑浊伴视力下降称白内障。

【病因学】

病因复杂。

可包括:老年性、外伤性、代谢性、并发性、中毒性、辐射性、遗传性等可造成:囊膜损伤或晶体代谢紊乱。

【分类】

目前尚无严格的白内障分类标准。

1. 按发病时间　先天性、后天性。

2. 按病因　老年性、外伤性、代谢性、并发性、中毒性、辐射性、遗传性、后发性等。

3. 根据浑浊部位　皮质性、核性、囊膜下白内障。

4. 根据浑浊形态　点状、冠状、珊瑚状等。

【治疗】

1. 药物治疗　目前尚无特殊有效药物,早期用药可能只能减缓白内障发展,但不能阻止发展。

2. 手术治疗　是目前最有效方法。

(1) 手术方法:

1) 囊内:术后眼球呈高度远视状态,需戴镜治疗。

2) 现代囊外+人工晶体植入术:术后不需戴镜或戴度数较低眼镜。

3) 超声乳化白内障摘除术+人工晶体植入术。

4) 激光超声乳化手术。

(2) 手术适应证:

1) 传统观念:近熟期、成熟期。

2) 现代观念:矫正视力低于0.3时即可手术。

3) 视功能检查:光感、光定位、色觉、有条件者行视觉电生理,激光视网膜视力检查等判断预后。

4) 眼部裂隙灯及眼底镜检查,记录眼部情况,除外眼部化脓性病灶、泪囊炎、结膜炎等。

5) 全身无化脓性病灶。

6) 全身状况(心、肺、肝、肾)能耐受手术,高血压、糖尿病要治疗稳定后。

7) 眼压 Tn。

8) 眼 A/B 超。

9) 角膜曲率。

10) 角膜内皮镜检查(有条件者)。

一、先天性白内障

婴儿盲目中 14% 由此病致盲,为出生时或出生后第一年内发生的白内障。

【诊断】

1. 可单眼或双眼患病。

2. 临床表现及分类

(1) 膜性白内障。

(2) 极性白内障:前极、后极、双极性,后极性对视力影响严重。

(3) 胚胎核性白内障。

(4) 板层白内障:即绕核白内障,是先天障中最常见类型,约占总数 50%;全内障。

(5) 点状白内障。

(6) 花冠状白内障。

【治疗】

手术

1. 先天性完全白内障或位于视轴中央浑浊明显的白内障,应在出生后及早手术,最迟不超过 6 个月。双眼者另一眼应在较短间隔时间内完成。视力大于 0.3 以上,酌情决定手术与否及时机。

2. 手术方式 光学虹膜切除;白内障吸出术;白内障囊外摘除术。

3. 超声乳化术(白内障摘除+后囊膜切开+前部玻璃体切割术);膜性白内障切开术。人工晶体植入年龄:2 岁;6 岁以上儿童,可不行后囊切开,术后可行激光后囊切开术。

二、老年性白内障

多见 50 岁以后,发病率与年龄有关。

【分类】

根据浑浊发生部位分:

1. 皮质性 最常见,约 70%。

2. 核性 25%。

3. 囊膜类 5%。

【诊断】

1. 症状 视力逐渐减退,可有眼前固定黑点,单眼复视、多视、近视、虹视、眩光、畏光等。

2. 临床检查 根据分类不同表现不一

(1) 皮质性白内障根据病程又分为:

1) 初发期:周边部皮质呈楔形浑浊,逐渐发展,成为车轮状浑浊,在浑浊到达瞳孔区之前,一般不影响视力。

2）膨胀期：晶体浑浊逐渐加重，晶体体积增大，虹膜向前移位，前房变浅，具有青光眼体质的患者，可诱发青光眼急性发作。所以此期检查时，要避免使用强散瞳剂。

3）成熟期：晶体皮质全部浑浊，呈乳白色均质状，虹膜投影阴性，视力降至光感或手动。

4）过熟期：晶体皮质纤维分解溶化呈乳糜样液体，囊膜皱缩，可有钙化斑，晶体核下沉，称莫干氏白内障。由于核下沉，有时会出现视力增进情况；有的患者会出现晶体囊膜破裂，皮质溢出，致过敏性眼内炎，晶体溶解性青光眼可能；有的患者因悬韧带退行性变，引起晶体脱位。

（2）核性白内障：多从胚胎核开始，胚胎核暗而黄，称老年性核硬化，进一步发展，核透明度降低，视力下降，在不合并皮质性白内障的情况下，核性白内障即使视力很差，也不会完全成熟。

（3）后囊下白内障：后囊下皮质浑浊，表现为盘状金色反光浑浊，随着病变的发展，多出现核及皮质的浑浊。

三、外伤性白内障

眼球钝挫伤、穿通伤和爆炸伤等引起晶状体浑浊。

【诊断】

1. 眼部钝挫伤所致白内障。

2. 眼球穿通伤所致白内障。

3. 眼部爆炸伤所致白内障。

4. 电击伤所致白内障。

外伤性白内障的视力障碍与损伤程度有关。

【治疗】

手术治疗。

四、代谢性白内障

因代谢障碍引起的晶状体浑浊。

（一）糖尿病性白内障

可分为两种类型：真性糖尿病性白内障和糖尿病患者的年龄相关性白内障。

【诊断】

1. 糖尿病患者的年龄相关性白内障　与无糖尿病的年龄相关性白内障相似，但发生较早，进展较快，容易成熟。

2. 真性糖尿病性白内障

（1）多发生于30岁以下，病情严重的幼年型糖尿病患者。

（2）常为双眼发病。

（3）进展迅速,晶状体可能在数天、数周或数月内全浑浊。

【治疗】

应积极治疗糖尿病。

（二）半乳糖性白内障

【诊断】

1. 为常染色体隐性遗传。

2. 患儿缺乏半乳糖-1-磷酸尿苷转移酶和半乳糖激酶。

3. 可在生后数日或数周内发生,多为板层白内障。

4. 查尿中半乳糖。如测定红细胞半乳糖-1-磷酸尿苷转移酶的活性,应用放射化学法可测定半乳糖激酶的活性,有助于诊断。

【治疗】

给予无乳糖和半乳糖饮食,可控制病情的发展或逆转白内障。

（三）手足搐搦性白内障

又称低钙性白内障,由血清钙过低引起。

【诊断】

1. 先天性甲状旁腺功能不足,或甲状腺手术中甲状旁腺受损,或因营养障碍。

2. 具有手足搐搦、骨质软化和白内障三项典型改变。

3. 血钙过低、血磷升高以及全身和眼部的临床表现。

【治疗】

1. 给以足量的维生素 D、钙剂。

2. 当白内障明显影响视力时,可行白内障摘除术。

五、并发性白内障

并发性白内障指眼内疾病引起晶状体浑浊。

【诊断】

1. 患者有眼部炎症或退行性病变,如葡萄膜炎、视网膜色素变性、视网膜脱离、青光眼、眼内肿瘤、高度近视及低眼压等的表现。

2. 常为单眼。

【治疗】

1. 治疗原发病。

2. 手术治疗。

六、药物及中毒性白内障

长期应用或接触对晶状体有毒性作用的药物或化学药品可导致晶状体浑浊。

【诊断】

患者有药物或化学药品的接触史。

1. 糖皮质激素致白内障。

2. 缩瞳剂致白内障。

3. 氯丙嗪致白内障。

4. 化学药品有三硝基甲苯、二硝基酚、萘和汞等致白内障。

【治疗】

应注意合理用药。

七、放射性白内障

因放射线所致的晶状体浑浊。

【类型】

1. 红外线所致白内障。

2. 电离辐射所致白内障。

3. 微波所致白内障。

【治疗】

1. 接触放射线时应佩戴防护眼镜。

2. 白内障明显影响视力,可手术摘除和植入人工晶体。

八、后发性白内障

后发性白内障是指白内障囊外摘除术后,或外伤性白内障部分皮质吸收后所形成的晶状体后囊膜浑浊。

【诊断】

1. 白内障囊外摘除术后,或外伤性白内障部分皮质吸收后。

2. 晶状体后囊膜出现厚薄不均的机化组织和 Elschnig 珠样小体。

3. 常伴有虹膜后粘连。

【治疗】

1. 当后发性白内障影响视力时,激光后囊膜切开。

2. 如无条件施行激光治疗,或囊膜过厚时,可做手术切除或剪开。

第六节　青　光　眼

【定义】

青光眼是病理性眼压增高导致一组以特征性视神经萎缩和视野缺损为共同特征的疾病。

【分类】

一般将青光眼分为原发性青光眼、继发性青光眼和发育性青光眼三大类。

1. 原发性青光眼　闭角型青光眼和开角型青光眼。

2. 继发性青光眼　是由于某些眼病或全身疾病,干扰或破坏了正常的房水循环,使房水出路受阻而引起眼压增高的一组青光眼。

3. 发育性青光眼包括　婴幼儿型青光眼和青少年型青光眼。

一、原发性青光眼

(一) 原发性闭角型青光眼

●急性闭角型青光眼

急性闭角型青光眼(以往称为急性充血性青光眼),是老年人常见眼病之一。多见于女性和 50 岁以上老年人,男女之比约为 1∶2。常两眼先后(多数在五年以内)或同时发病。

【诊断及分期】

1. 临床前期　一眼已发生急性闭角型青光眼,另一眼前房浅,房角窄,但眼压正常,属临床前期。

2. 前驱期(先兆期)　有诱因,常感觉有轻度头痛、眼胀、恶心、视矇、一时性虹视,休息后自行缓解,称为前驱期。

3. 急性发作期

(1) 症状:在情绪波动如悲伤、愤怒、精神刺激、用脑过度、极度疲劳、气候突变,以及暴饮暴食等情况下,引时血管神经调节紊乱,患者眼压突然上升,可突然感到剧烈的眼胀痛、头痛,视力显著下降,仅眼前指数,光感或无光感。由于迷走神经反射,可伴有恶心、呕吐。

(2) 混合充血。

(3) 角膜水肿,角膜后可有色素 KP 沉着。

(4) 前房浅,前房角闭塞。

(5) 瞳孔散大,呈竖椭圆形,对光反应消失。

(6) 眼压急剧升高,多 50mmHg 以上,最高可达 70～80mmHg 以上,触诊眼球坚硬如石。

(7) 虹膜淤血肿胀,纹理不清,呈扇形或节段性虹膜萎缩。

（8）视盘充血，静脉充盈，视盘附近视网膜偶尔有小片状出血，有时可见动脉搏动。

（9）晶体前囊下可出现灰白色斑点状，棒状或地图状的浑浊，称为青光眼斑。

4. 缓解期（间歇期）　急性发作的病例，大多数经过治疗，或者极少数未经治疗，症状消失，关闭的房角重新开放，眼压降至正常，病情可以得到暂时缓解。

5. 慢性期　由急性发作期迁延而来。眼局部无明显充血，角膜透明，瞳孔中等度散大，常有程度不同的周边虹膜前粘连，眼压中度升高 35～50mmHg，视盘可呈病理性凹陷及萎缩，视力下降及青光眼性视野缺损。

6. 绝对期　一切持久高眼压的病例最终均可导致失明。

【治疗】

急性闭角型青光眼是容易致盲的眼病，必须紧急处理。其治疗原则是：

1. 应先用缩瞳剂、β-肾上腺能受体阻滞剂及碳酸酐酶抑制剂或高渗剂等迅速降低眼压，使已闭塞的房角开放。

2. 眼压下降后及时选择适当手术以防止再发。

3. 保护视神经。

4. 药物治疗

（1）局部治疗：

1）缩瞳剂：机制为瞳孔括约肌收缩，瞳孔缩小，将周边虹膜拉平，与小梁网分开，房角得以重新开放，房水能顺利排出。常用缩瞳药物有：

A. 1%～2% 毛果云香碱（匹罗卡品，piocarpine）：每 15min 滴眼一次，连续 2～3h，至瞳孔缩小接近正常时，可改为 1～2h 一次，或每天 4 次。

B. 0.25%～0.5% 毒扁豆碱（依色林 eserino）：缩瞳作用比较强。

2）β-肾上腺素能受体阻滞剂，常用 0.25%～0.5% 噻吗心胺溶液。机制：抑制房水生成。

3）肾上腺能受体激动剂：1% 肾上腺素，0.1% 地匹夫林。

4）前列腺素衍生物：0.005% 拉坦前列素。

（2）全身治疗：

1）碳酸酐酶抑制剂：能抑制睫状突中碳酸酐酶的产生，从而减少房水的生成，使眼压下降。常用的有：乙酰唑胺（diamox）或称醋氮酰胺：首次剂量 500mg，以后每 6h 一次，每次 250mg，服用 1h 眼压开始下降，可持续 6～8h。此药系磺胺类衍生物，可酸化尿液，故应服等量的碳酸氢钠，服此药后钾离子排出增加，有产生手足麻木的不良反应，应服 10% 氯化钾 10ml，每日三次。

2）高渗疗法：高渗溶液可增加血浆渗透压，将眼球内的水分排出，眼压随之下降。高渗药物降压的作用迅速，但不能阻止房角粘连，故必须与缩瞳药同时应用。

A. 甘油：50% 溶液 100～150ml，服后半小进开始降压，可维持 4～6h，部分患者服后发生口渴、恶心、上呼吸道烧灼和头昏症状，但为时短暂，且可耐受。严重呕吐及糖尿病患者不宜用。

B. 甘露醇，每公斤体重 1～2g，静脉滴注，一般为 250～500ml，在 30～60min 滴完，滴注后半小时眼压开始下降，可维持 3～4h。

c. 尿素,每公斤体重1~1.5g计算,尿素是所有高渗药物中作用最强者,但不良反应较大如头痛,血压突然升高等,对有严重心、肝、肾疾病及高血压患者禁用。

d. 50%高渗葡萄糖100ml静脉推注,有心、肾疾病及糖尿病者禁用。

3)其他药物:

A. 消炎痛(吲哚美辛):有抑制前列腺素合成的作用,具有消炎、解热、止痛作用。因此术前用消炎痛(吲哚美辛)25mg,3次/日,对减轻术后反应及降低眼压均有一定作用。

B. 呕吐剧烈者可肌内注射氯丙嗪25mg。

C. 烦躁不安者可用苯巴比妥0.03~0.1g口服或肌内注射。

D. 疼痛剧烈者可用镇痛剂。

5. 手术治疗

(1)眼压下降后应根据病情,特别是前房角情况,尽快选择周边虹膜切除术或滤过性手术:小梁切除术,非穿性透小梁手术,激光巩膜造瘘术,房水引流装置植入术。

(2)解除瞳孔阻滞手术:周边虹膜切除术,激光虹膜切开术。

(3)解除小梁网阻塞的手术:房角切开,小梁切开,氩激光小梁成形术,选择性激光小梁成型术。

(4)滤过性手术:小梁切除术,非穿性透小梁手术,激光巩膜造瘘术,房水引流装置植入术。

●慢性闭角型青光眼

【诊断】

1. 症状

(1)多数患者有反复发作的病史。

(2)有不同程度的眼部不适,发作性视矇与虹视。冬秋发作比夏季多见,多数在傍晚或午后出现症状,经过睡眠或充分休息后,眼压可恢复正常,症状消失。少数人无任何症状。

2. 体征

(1)眼局部无充血。

(2)角膜轻度水肿。

(3)前房较浅,如系虹膜高褶则前房轴心部稍深或正常,而周边部则明显变浅。

(4)前房角为窄角,在高眼压下房角部分闭塞,部分开放。早期病例,当眼压恢复正常后,房角可以完全开放,反复发作后,则出现程度不同的房角关闭。至晚期房角可以完全闭塞。

(5)眼压:眼压在40~60mmHg间。随着病情发展,发作性高眼压时间愈来愈长,间隔时间愈来愈短,在多次发作后,基压逐渐升高。

(6)眼底改变:早期病例眼底完全正常,到了发展期或晚期,则显示程度不等的视网膜神经纤维层缺损,视盘凹陷扩大及萎缩。

(7)视野早期正常,当眼压持续升高,视神经受损,此时就会出现视野缺损。晚期出现典型的青光眼视野缺损。

(8)典型表现病例诊断不难。症状不典型时,关键在于观察高眼压下的前房角状态。当眼压升高时房角变窄,周边虹膜前粘连在各象限程度不一致;眼压下降,房角变宽。对可疑青光眼,需要选择暗室试验、俯卧试验、散瞳试验等激发试验以助诊断。

【治疗】

1. 药物治疗 药物可使高眼压暂时缓解,但不能阻止病变的继续发展,有些患者甚至在坚持用缩瞳剂治疗情况下,仍会出现眼压急性升高。

2. 手术治疗 早期,周边虹膜粘连出现之前,可采用周边虹膜切除术。晚期,当房角大部分闭塞时,应做滤过性手术。

(二) 开角型青光眼

【诊断】

1. 病史 详细询问家庭成员有无青光眼病史,对主诉头痛、眼胀、视力疲劳,特别是老视出现比较早的患者,老年人频换老视眼镜等,应详细检查及随访。

2. 发病初期无明显不适,偶感轻微头痛、眼痛、视物模糊及虹视等,经休息后自行消失,故易误认为视力疲劳所致。

3. 眼压 早期不稳定,一天之内仅有数小时眼压升高。因此,要观察 24h 眼压;随着病情进展,基压逐渐增高。最好使用压平眼压计。

4. 眼前段 前房深浅正常,房角宽角,开放。

5. 眼底 视盘凹陷进行性增大加深是常见的体征之一,盘沿变窄,双眼视盘生理凹陷不对称,双眼 C/D 相差>0.2;视盘上或盘周表浅线状出血。

6. 视野

(1) 中心视野:早期视野缺损,旁中心暗点及鼻侧阶梯状暗点(Ronne 鼻侧阶梯),弓形暗点(Bjerrum 暗点)。鼻侧阶梯(Ronne 鼻侧阶梯)。

(2) 周边视野改变:首先是鼻侧周边视野缩小,常在鼻上方开始,而后进行性缩小。晚期:管状视野(仅剩中央 5°~10°视野),或颞侧留下一小块岛屿状视野。

7. 患者双眼发病不平行,两眼视野,眼底,眼压表现不对称性。

8. 特殊检查 视神经纤维层照相、视神经乳头立体照相、激光共焦扫描等。

上述检查的阳性结果必须与眼压、视盘和视野改变结合起来考虑。

【治疗】

本病治疗原则是:

1. 先用药物治疗,若各种药物在最大药量下仍不能控制眼压,可考虑手术治疗。

2. 先用低浓度的药液后用高浓度的药液滴眼,根据不同药物的有效降压作用时间,决定每天点药的次数,最重要的是要保证在 24h 内能达到"安全眼压"水平。

3. 长期应用抗青光眼药物,若出现药效降低时,可改用其他降压药或联合应用。

4. 药物治疗

(1) 缩瞳药。

(2) 拟肾上腺素类药物:此药既能减少房水的产生,又能增加房水流畅系数,不缩小瞳孔,不麻痹睫状肌,常用 1%~2% 左旋肾上腺素,降眼压作用可持续 12~24h,可每日点眼1~2 次,常与匹罗卡品(毛果芸香碱)配合使用,效果良好,常见的局部不良反应是反应性结膜充血及滤泡性结膜炎,少数可见结膜及角膜色素沉着。

(3)醋氮酰胺(diamox)(乙酰唑胺):如用上述药物后眼压仍高,可加服醋氮酰胺(乙酰唑胺),剂量和次数可根据眼压高低而定,一般为 250mg 每日 2~4 次,如眼压下降至正常即可停服。

(4)β 肾上腺素能受体阻滞剂:其目的是抑制房水生成,现用的有 α 或 β 肾上腺素的受体阻滞剂。

1)心得安(普萘洛尔):能减少房水生成及增加房水排出量,口服 40mg,每日二次,服后 1h 眼压开始下降,3h 后降至最低,作用可持续 6h,亦可配成 1%~2% 溶液点眼,每日2~4次,冠心病及支气管哮喘病者禁用。

2)噻吗洛尔(timolol):0.5%~2% 溶液点眼每日二次,点后 1~2h 眼压降至最低,可持续 7h。

(5)前列腺素衍生物:适利达等。

(6)视神经保护性治疗,可给予复方丹参、维生素 B_1、维生素 B_{12}、维生素 C、维生素 E 及三磷腺苷等药物以维持视功能。

5. 手术治疗　如激光小梁成形术、小梁切除术或其他球外引流手术,手术后,仍可能有 10%~15% 的患者眼压得不到控制。

6. 随访　开角型青光眼经治疗后,即使眼压已经控制,仍应每 3~6 个月复查一次,包括眼压、眼底和视力,每年检查一次视野。

(三) 发育性青光眼

●婴幼儿性青光眼

【诊断】

1. 患儿常哭闹,有较重的怕光、流泪及眼睑痉挛。
2. 角膜呈雾状浑浊,直径扩大一般超过 12mm,重者后弹力层有条状浑浊及裂纹。
3. 前房深。
4. 瞳孔轻度扩大。
5. 眼底　晚期者视盘苍白并呈环状凹陷。
6. 眼压甚高。
7. 眼球扩大。

【治疗】

药物治疗无效,一经确诊应立即手术治疗,尽量挽救视功能。

手术方式有前房角切开术、小梁切开术、球外房角分离术及小梁切除术等。

手术前应详细查体,这类患儿常合并有全身及眼部其他发育异常。

●青少年性青光眼

【诊断】

发病隐蔽,进展缓慢,因此常被忽略,多见于 30 岁以下青少年。

【治疗】

1. 先用药物治疗(同开角型青光眼)。
2. 药物治疗无效时,可考虑小梁切除术、小梁切开术等球外引流手术。

二、继发性青光眼

(一) 伴有虹膜睫状体炎的继发性青光眼

● 由急性虹膜睫状体炎引起的继发性开角型青光眼

【诊断】

1. 眼压增高。
2. 虹膜睫状体炎表现。

【治疗】

控制虹膜睫状体炎。
药物降压。

● 由慢性虹膜睫状体炎引起

【诊断】

1. 虹膜后粘连导致瞳孔膜闭、瞳孔闭锁、虹膜膨隆、前房角关闭、眼压升高。
2. 房角周边前粘连,眼压升高。
3. 炎症导致虹膜红变,周边全粘连及新生血管性青光眼。

【治疗】

1. 虹膜周切术。
2. 眼外引流手术,加用抗代谢药物。
3. 控制葡萄膜炎。

(二) 青光眼睫状体炎综合征

【诊断】

1. 起病较急。
2. 有典型的雾视、虹视、头痛甚至恶心、呕吐等青光眼症状。
3. 检查
(1) 轻度混合充血。
(2) 角膜水肿,有少许较粗大的灰白色角膜后沉降物。
(3) 前房不浅,房角开放,房水有轻度浑浊。
(4) 瞳孔稍大,对光反应存在。
(5) 眼压可高达 40~60mmHg。

（6）眼底无明显改变,视盘正常,在眼压高时可见有动脉搏动。

（7）症状消失后,视力、视野大多无损害。

4. 反复发作,发作持续时间多为 3~7 天,多能自行缓解,发作间隙由数月至 1~2 年不等。

【治疗】

1. 皮质激素类眼液点眼。

2. 药物降压。

3. 发生视功能损害时,手术治疗。

（三）晶体异常引起的青光眼

●晶体溶解性青光眼

【诊断】

1. 白内障成熟期或过熟期表现。

2. 眼压升高。

3. 呈现急性青光眼症。

4. 房水闪光阳性。

5. 房角开角。

【治疗】

1. 摘除白内障。

2. 术前药物降压,控制炎症。

（四）外伤性继发性青光眼

●前房积血

【诊断】

1. 前房出血。
2. 眼压升高。

【治疗】

1. 卧床休息,适当应用镇静剂,取半卧位。

2. 全身应用止血剂,如止血敏(酚磺乙胺)、云南白药。

3. 可联合应用糖皮质激素。

4. 应用降眼压药物。

5. 经药物治疗眼压仍不能控制,应做前房穿刺术或前房清洗放出积血。有较大凝血块时,可切开取出血块,以避免角膜血染。眼压仍难以控制者,施行滤过性手术。

【前房穿刺术放出积血手术适应证】

1. 前房出血后眼压达 60mmHg,用降眼压药 72h 后无好转。

2. 眼压达 50 mmHg,持续 5 日不降。

3. 裂隙灯下角膜少量血染,水肿。

4. 眼压 25mmHg,前房积血全量,持续 6 日。

5. 前房积血Ⅱ级,持续 9 日。

●血影细胞性青光眼

【诊断】

1. 多见于玻璃体积血后 2 周。

2. 前房内可见许多小的土黄色的血影细胞。

【治疗】

1. 前房冲洗。

2. 玻璃体积血者,应行玻璃体切割。

●溶血性青光眼

【诊断】

1. 大量眼内出血。

2. 数天~数周内发生。

3. 前房内见红棕色的血细胞。

4. 房角检查见红棕色色素。

5. 房水细胞学检查　含棕色色素的巨噬细胞。

【治疗】

1. 多为自限性疾病。

2. 应用降眼压药物及控制炎症。

3. 顽固病例时,考虑前房冲洗或滤过性手术。

●房角后退

【诊断】

1. 早期　小梁水肿、炎症等致眼压升高。

2. 伤后晚期　伤后数月或数年发病,房角后退范围≥180°。

【治疗】

1. 早期　降眼压药物及糖皮质激素控制炎症。

2. 伤后晚期　难以用药物控制,需滤过性手术及抗代谢药物。

（五）新生血管性青光眼

【诊断】

1. 有导致虹膜及视网膜缺血的原发疾病,如糖尿病性视网膜病变、视网膜中央静脉阻塞等。

2. 突然感到剧烈的眼胀痛、头痛,视力仅眼前指数,光感或无光感。可伴有恶心、呕吐。

3. 眼部检查

（1）混合充血。

（2）角膜水肿。

（3）虹膜见新生血管。

（4）瞳孔领色素外翻,瞳孔散大,固定。

（5）前房角可见新生血管,房角不同程度关闭。

（6）眼压急剧升高,多60mmHg以上。

（7）眼底检查可见视网膜血管性疾病改变等。

【治疗】

1. 虹膜新生血管 全视网膜光凝或周边视网膜冷凝术。

2. 新生血管性青光眼 药物降压;滤过性手术加用抗代谢药或人工引流装置植入术。

3. 终末期或晚期,已无有用视功能者,可行破坏性手术:睫状体冷凝,光凝,球后乙醇注射,眼球摘除等。

第七节 葡 萄 膜 病

一、葡 萄 膜 炎

【分类】

1. 按病因分 如结核、梅毒性葡萄膜炎。

2. 按炎症部位分类 是常用方法,可分为

（1）前部——虹膜睫状体炎。

（2）后部——脉络膜炎。

（3）全部——前部+后部。

3. 按炎症性质分

（1）化脓性。

（2）非化脓性——肉芽肿性和非肉芽肿性。

【诊断】

1. 症状

（1）疼痛。

（2）畏光与流泪。

（3）视力减退。

2. 体征

（1）睫状充血。

（2）房水浑浊。

（3）角膜后沉着物（KP），可有不同性状：

1）细小白色的尘状 KP：多核中性白细胞、淋巴细胞组成，见于非肉芽肿性炎症。

2）羊脂状 KP：巨噬细胞和类上皮细胞组成，多见于肉芽肿性炎症和慢性炎症。

3）色素性 KP：为陈旧性。

（4）虹膜：

1）虹膜水肿。

2）虹膜结节：Koeppe 结节、Busacca 结节。

3）瞳孔：瞳孔变小、对光反应迟钝。

（5）后部葡萄膜炎：

1）玻璃体浑浊。

2）脉络膜视网膜病灶。

3. 并发症和合并症

（1）角膜浑浊。

（2）虹膜后粘连，前粘连，继发性青光眼。

1）渗出物已机化，粘连牢固则难以散开，部分粘连散瞳后呈梅花状。

2）如瞳孔缘虹膜与晶体前表面发生粘连，前后房水不通，称瞳孔闭锁。由于后房房水不能流入前房，后房压力增高，虹膜推挤向前致虹膜膨隆，房角变窄虹膜根部前粘连致房水流出困难，致眼压增高，继发青光眼。

3）如果渗出物在瞳孔区机化形成白色纤维膜遮挡瞳孔时，称瞳孔膜闭。

（3）并发性白内障。

（4）眼压：除可使眼压升高外，由于睫状体发炎致房水生成量下降，发生低眼压。

（5）眼球萎缩。

（6）后葡萄膜炎：可合并继发视网膜脱离、视乳头水肿、黄斑水肿、视网膜血管炎等并发症。

4. 病因学诊断 比较困难。结合临床特点，进行实验室检查。如抗"O"，RF（类风湿因子），C-反应蛋白，胸透，摄片，超声，FFA 等。

【治疗】

应针对病因治疗，但常不明原因，故而对症治疗。

1. 散瞳

（1）使用睫状肌麻痹剂，常用 1% 阿托品，0.5% 东莨菪碱等。

（2）严重者结膜下注射混合散瞳剂：阿托品+肾上腺素+可卡因等量混合液约 0.1~0.2ml。

（3）目的

1）散大瞳孔防止后粘连。

2）解除瞳孔括约肌和睫状肌的痉挛。

3）减少睫状肌对睫状血管的压迫改善血循环。

4）降低血管通透性,减少渗出。

2. 热敷　扩张血管,促进血液循环,可戴黑眼镜,减轻刺激症状。

3. 皮质激素

1）用可的松、泼尼松龙等局部点眼。

2）急症、重症可采取结膜下注射地塞米松,泼尼松龙,并可全身口服或静脉用皮质激素类药。

4. 非糖皮质激素性消炎药　如水杨酸钠,(吲哚美辛)可抑制前列腺素的合成与释放。

5. 免疫抑制剂与免疫增强剂。

6. 并发症治疗。

二、常见特殊类型葡萄膜炎

（一）Vogt-小柳原田综合征

以双侧肉芽肿性全葡萄膜炎为特征的疾病,常伴有脑膜刺激征、听力障碍、白癜风、毛发变白或脱落。此病曾称为"特发性葡萄膜大脑炎"。

【诊断】

1. 前驱期　发病前多有感冒样或其他前驱症状,表现为头痛、耳鸣、听力下降和头皮过敏等改变。

2. 葡萄膜炎期

（1）双眼视力突然下降。

（2）Vogt-小柳型:以前段为主;原田型:以后段为主。

（3）检查发现虹膜睫状体炎表现,视盘炎、后极部视网膜水肿,甚至浆液性视网膜脱离,后期出现典型的晚霞状改变。

【治疗】

见葡萄膜炎。

（二）Behçet 病

是一种以葡萄膜炎、口腔溃疡、皮肤损害和生殖器溃疡为特征的多系统受累的疾病。

【诊断】

国际 Behçet 病研究组制定标准:

1. 复发性口腔溃疡(1 年内至少复发 3 次),加之下面 4 项中的 2 项。

2. 复发性生殖器溃疡或生殖器瘢痕。

3. 眼部损害　前葡萄膜炎、后葡萄膜炎、视网膜血管炎等。

4. 皮肤损害　呈多形性改变。

5. 皮肤过敏反应阳性。

【治疗】

见葡萄膜炎。

(三) 交感性眼炎

【定义】

交感性眼炎指发生于一眼穿通伤或内眼术后的双侧肉芽肿性葡萄膜炎,受伤眼被称为诱发眼,另一眼则称为交感眼。

【诊断】

1. 眼球穿通伤或内眼手术史。

2. 可发生于外伤或手术后 5 天至数年内,但多发生于 2 周至 2 个月内。

3. 一般发病隐匿,为肉芽肿性炎症,可表现为前葡萄膜炎、后葡萄膜炎、中间葡萄膜炎和全葡萄膜炎。

4. 除外其他原因引起的葡萄膜炎。

【治疗】

1. 正确处理外伤眼。

2. 葡萄膜炎治疗。

3. 受伤眼摘除与否要慎重。

第八节　眼　外　伤

一、概　　述

(一) 眼外伤分类

1. 机械性眼外伤　眼钝挫伤、眼穿孔伤、异物伤等。

2. 非机械性眼外伤　化学性眼外伤、热烧伤、辐射性眼外伤、毒气伤等。

(二) 检查原则

1. 仔细询问病史　了解受伤的经过及细节,分清是锐器伤还是钝器伤。

2. 仔细检查　不能增加患者痛苦,详细记录视力、眼球前段及眼底的改变。

3. 对复合伤患者做全身检查,以免误诊及漏诊。

4. 必要时进行影响学方面的检查及其他辅助检查:CT、MRI、眼 A/B 超、视野、FFA、眼电生理等。

(三) 处理原则

1. 对复合伤患者,有危及生命体征等重要脏器损伤者,应先救治生命,待生命体征平稳后,再做眼部处理。

2. 化学烧伤 首先应争分夺秒用大量清水冲洗眼部。

3. 开放性损伤,应注射抗破伤风血清。

4. 眼球破裂伤时,检查时勿挤压眼球,合并眼睑裂伤者,先缝合眼球,再缝合眼睑。

5. 合理应用抗生素。

二、眼球钝挫伤

(一) 角膜挫伤

【诊断与治疗】

1. 角膜上皮擦伤

(1) 症状:剧烈疼痛、畏光、流泪、睑痉挛、视力不同程度下降。

(2) 检查:

1) 深充血。

2) 角膜上皮剥脱,荧光素染色阳性。

3) 瞳孔可反射性缩小。

(3) 治疗:结膜囊内涂抗生素眼膏包扎。

2. 角膜基质损伤

(1) 症状:疼痛、畏光、流泪、睑痉挛症状较轻,视力下降。

(2) 检查:

1) 深充血。

2) 角膜基质水肿,增厚,浑浊。

3) 后弹力层皱折。

4) 治疗:局部滴用糖皮质激素及抗生素眼药,必要时用散瞳剂。

3. 角膜破裂

(1) 症状:疼痛、畏光、流泪、视力下降等。

(2) 检查:

1) 深充血。

2) 角膜裂伤,或在角巩膜缘部。

3) 虹膜脱出或嵌顿。

4) 前房变浅或消失。

5) 瞳孔变形。

(3) 治疗:角膜裂伤手术缝合。

(二) 眼睑结膜挫伤

1. 临床表现 皮下淤血,球结膜下出血,眼睑皮肤裂伤,球结膜裂伤。

2. 治疗 对症治疗,清创缝合。

(三) 巩膜裂伤及眼球破裂

【诊断】

1. 症状　外伤史,视力下降,可致无光感。

2. 体征

(1) 球结膜下出血或血肿。

(2) 角膜变形。

(3) 巩膜或角巩膜见裂伤口。

(4) 前房及玻璃体内积血。

(5) 眼压极低。

(6) 眼球向破裂方向运动受限。

【治疗】

1. 巩膜裂伤口需仔细检查,有时不易发现,需手术探查。

2. 仔细缝合裂伤口,尽量保留眼球,缝合后根据病情及条件可考虑行玻璃体手术;最好不做初期眼球摘除。

(四) 虹膜睫状体挫伤

●外伤性虹睫炎

【诊断】

深充血、KP、房水光、蛋白渗出、瞳孔缩小等。

【治疗】

按虹睫炎治疗。

●外伤性瞳孔散大

【诊断】

瞳孔括约肌、睫状肌挫伤,麻痹致瞳孔散大。

【治疗】

可用缩瞳药。

●虹膜损伤

【诊断】

1. 虹膜根部离断　部分离断瞳孔呈"D"形,完全离断无虹膜。

2. 虹膜瞳孔缘撕裂　瞳孔不圆。

【治疗】

可行虹膜根部离断修复术。

● 前房积血

【诊断】

1. 微量出血　仅可见房水中出现红细胞。

2. 出血量多　血液积于前房的下部呈一水平面。根据积血占前房的容量可分为 3 级。少于前房容量的 1/3 为 Ⅰ 级;介于 1/3~2/3 级为 Ⅱ 级;多于 2/3 为 Ⅲ 级。

3. 可继发青光眼及角膜血染。

4. 部分患者可复发出血。

【治疗】

1. 半卧位休息。

2. 全身服用活血化瘀药及止血药。

3. 瞳孔不缩不散。

4. 局部全身用糖皮质激素类药物,减轻炎症反应。

5. 注意观察眼压,必要时行药物或手术治疗。

● 房角后退

见青光眼。

(五) 晶体挫伤

● 晶体完全及不完全脱位

【诊断】

1. 晶体完全脱位　晶体脱位于前房或玻璃体腔,结膜下,嵌顿于伤口等。

2. 晶体不完全脱位

(1) 视力下降或单眼视物双影。

(2) 前房深浅不一。

(3) 虹膜震颤。

(4) 有时可见晶体赤道部。

(5) 玻璃体疝。

(6) 眼底检查有时可见两个像。

【治疗】

1. 手术摘除完全脱位的晶体。

2. 不全脱位　根据视力及眼部情况决定是否手术。

● 晶体浑浊致挫伤性白内障

参见白内障章节。

（六）玻璃体积血

【诊断】

玻璃体积血：因挫伤引起睫状体、脉络膜、视网膜血管破裂。

【治疗】

1. 少量出血活血化瘀治疗，可自行吸收。
2. 伤后 3 个月仍不吸收者，玻璃体切割手术治疗。
3. 出现视网膜脱离时，及早手术。

（七）脉络膜挫伤

【诊断】

脉络膜破裂：见于乳头周围、后极部呈弧形，面向乳头，周围可有出血。晚期形成瘢痕。

【治疗】

无特殊治疗。

（八）视网膜震荡与挫伤及视网膜裂孔与脱离

【诊断】

1. 后极部挫伤出现一过性视网膜水肿，有时伴视网膜出血，重者黄斑囊变裂孔，甚至脱离。
2. 眼底荧光造影及眼电生理对鉴别诊断及判断预后有帮助。

【治疗】

1. 局部、全身用糖皮质激素类药物、血管扩张药等。
2. 手术治疗。

（九）视神经撕脱

【诊断】

眼球极度旋转，挤压，眼眶穿通伤等造成。

【治疗】

通常无有效疗法。

三、眼球穿通伤

眼球穿通伤指眼球被锐利器械刺破或异物碎片击穿眼球。多发生在眼前部的角巩膜。

【分类】

1. 按部位分为　角膜穿通伤、巩膜穿通伤和角巩膜穿通伤。

2. 按性质分　单纯穿孔性眼外伤和合并眼内异物穿孔伤(更为严重,并发症多)。

(一) 眼球穿孔伤

【诊断】

1. 病史非常重要,了解致伤物的性质、大小、速度等。

2. 视力减退。

3. 角膜、角巩膜、巩膜伤口:小的角膜伤口自行闭合,大的房水流出或有虹膜嵌顿;巩膜伤口小的不宜发现,大的有色素膜、玻璃体嵌顿。

4. 前房变浅。

5. 眼内容物脱出。

6. 低眼压。

7. 异物存留。

8. 辅助检查:X 线、异物定位、超声波、CT、MRI、眼电生理等检查。

【治疗】

手术缝合伤口,恢复眼球的完整性,防止感染及并发症的发生。

1. 伤口处理

(1) 角膜伤口小而整齐,无组织嵌顿,前房存在,可予包扎患眼,不予缝合。

(2) 角膜伤口伴虹膜脱出,虹膜脱出无污染,在 24h 之内,冲洗虹膜,恢复之,污染严重,不能恢复的应予剪除。

(3) 角巩膜伤口伴晶体玻璃体脱出:剪除后缝合伤口。

2. 防止感染　局部、全身合理使用抗生素及糖皮质激素类药物,常规注射 TAT。

●眼球穿孔伤并发症诊断及治疗

1. 外伤性虹睫炎　见葡萄膜炎。

2. 眼内异物及并发症　见眼内异物。

3. 感染性眼内炎　由细菌菌或其他致病微生物引起。

4. 交感性眼炎　见葡萄膜炎。

伤口处理好,预防感染,可能有预防作用。

5. 外伤性增殖性玻璃体视网膜病变　适时行玻璃体切割手术治疗。

【诊断】

1. 常在伤后 1~3 天发生。

2. 患者出现剧烈眼痛及头痛,视力严重下降,甚至无光感。

3. 检查　结膜高度充血水肿,角膜浑浊,前房积脓,玻璃体脓肿。

【治疗】

1. 有条件时,可以抽取房水、玻璃体做微生物培养加药物敏感试验。

2. 散瞳。

3. 局部、全身大剂量抗生素及激素。

4. 玻璃体腔内注药。

5. 结膜下注射药物。

6. 玻璃体切割术及玻璃体内药物灌注。

（二）眼内异物

【分类】

1. 按异物性质分。

（1）金属——磁性，非磁性。

（2）非金属。

2. 按部位分　前房、晶体、玻璃体、球壁异物等。

【诊断】

1. 外伤史。

2. 临床表现　异物穿伤道、异物痕迹、眼部损伤情况等。

3. 特殊检查　X 线、异物定位、超声波、CT、MRI、眼电生理等。

4. 眼内异物并发症

（1）眼铁锈症：铁质异物在眼内存留，在伤后 2 个月～2 年间出现铁锈症。沉着于各组织，表现为棕色颗粒样沉着物。

1）视力减退，视野缩小。

2）角膜周边部实质层沉着棕色颗粒样沉着物。

3）虹膜棕色，萎缩，后粘连，瞳孔散大，对光反应减弱消失。

4）晶体前囊下沉着棕色颗粒样沉着物，皮质棕色浑浊。

5）玻璃体液化，棕褐色。

6）视网膜变性萎缩。

7）继发青光眼。

（2）眼铜锈症：

1）视力减退，视野缩小。

2）角膜周边部实质层沉着铜锈。

3）虹膜黄绿色，瞳孔散大，对光反应减弱消失。

4）晶体前后囊下见黄绿色沉着物，晶体前囊上可出现葵花状浑浊。

5）玻璃体黄绿色颗粒。

6）视网膜变性萎缩。

7）含铜量 80% 以上的异物会引起急性无菌性化脓性炎症。

8）继发青光眼。

【治疗】

1. 及早诊断，适时手术取出异物。手术摘除必须以重建和恢复视功能为目的，因此，不仅要考虑伤眼功能,还要考虑患者双眼和全身情况。

2. 球内金属异物如为磁性,采取磁石吸出;非磁性,非金属异物可采用玻璃体手术取出。

(1) 前房及虹膜异物:经靠近异物的方向或在相对方向做角膜缘切口取出,可用电磁铁吸出(磁性异物)或用镊子夹出(非磁性异物)。

(2) 晶体异物:若晶体大部分透明,可不必立即手术。若晶体已浑浊,可连同异物摘出。

(3) 玻璃体内或球壁异物应根据异物大小、位置,有无磁性,有无玻璃体及视网膜并发症,可采用巩膜外磁铁法或玻璃体手术方法摘出,同时处理并发症。对位于后极部的球壁异物,以采取玻璃体手术方法对视网膜损伤较小。

四、化学性眼外伤及热烧伤

【致伤原因及特点】

1. 酸性烧伤　酸性物质与蛋白质发生凝固作用,凝固蛋白质不溶于水,防止酸性物继续向深层扩散渗透。

2. 碱性烧伤　碱能溶解脂肪及蛋白质,与组织接触后,很快渗透到深层及眼内,使细胞分解坏死。因此,其损伤较酸性严重得多。

【诊断】

1. 症状　刺激症状,视力减退。

2. 体征　分为轻度、中度、重度。

(1) 轻度:皮肤结膜充血水肿,角膜轻度浑浊,数日后消退。

(2) 重度:结膜高度水肿,苍白坏死,角膜灰白水肿浑浊,溃疡穿孔,前房积脓。

(3) 修复:假性胬肉,睑球粘连,眼球萎缩,继发青光眼、葡萄膜炎、白内障等。

【治疗】

1. 急救原则　争分夺秒,就地取材,彻底冲洗。清除异物。

2. 局部、全身用大量维生素 C 等,抑制胶原酶,促进角膜胶原合成。

3. 切除坏死组织,防止睑球粘连形成。

4. 前房穿刺　伤后 3~5h 之内进行。

5. 局部、全身用抗生素。

6. 1% 阿托品散瞳。

7. 局部、全身用糖皮质激素　伤后 2~3 周内应用,有角膜溶解倾向时禁用。

8. 应用胶原酶抑制剂　10% 枸橼酸钠、半胱氨酸。

9. 结膜下注射自家血、自家血清。

10. 晚期并发症治疗。

五、辐射性眼损伤

电光性眼炎:紫外线照射致结角膜浅层的炎症反应。因紫外线可以使蛋白质凝固变性。

【诊断】

1. 电焊工、医务人员、患者、高原人等。

2. 接触紫外线,照射3~8h后发作。

3. 突然出现剧烈疼痛、畏光、流泪、睑痉挛。

4. 检查　充血,角膜上皮弥散点状脱落。

【治疗】

止痛,防止感染(丁卡因,抗生素眼药)。

第九节　视网膜病

一、视网膜血管性疾患

(一) 视网膜静脉阻塞

【诊断】

1. 症状　中心视力下降或某一部分视野缺损。

2. 分类

(1) 视网膜中央静脉阻塞和视网膜分支静脉阻塞。

(2) 缺血型和非缺血型。

3. 体征

(1) 眼底可见广泛的大片出血,可为放射状、火焰状和圆形等。

(2) 出血严重,可进入玻璃体内。

(3) 视盘水肿,边界模糊。

(4) 视网膜静脉迂曲、怒张,呈紫红色且常隐埋于水肿或出血斑中,若断若续,形似腊肠状。

(5) 动脉狭窄,压迫眼球时不见静脉搏动。

(6) 严重者视网膜水肿,灰白色棉絮渗出。

(7) 黄斑水肿。

(8) 视网膜缺血,可引起视网膜新生血管。

(9) 可并发虹膜新生血管,并继发新生血管性青光眼。

4. 视网膜电图　发病初期正常,若阻塞不能消除,ERG中b波逐渐减低可形成负波形,若振幅越来越小,则预后不良。

【治疗】

1. 病因治疗。

2. 抗凝治疗　如肝素、双香豆素等,其作用是抑制凝血酶原的形成。用时必须每日检查凝血酶原时间,以防发生全身性出血的危险,亦可用纤溶酶或尿激酶以溶解血栓。用低分子右旋糖酐或枸橼酸钠以降低血液黏度,改善微循环。

3. 中西医综合治疗　可口服维生素 C、路丁及血管扩张剂。同时给予中药治疗,早期以清热凉血为主,兼以活血化瘀;中期则以活血化瘀为主,兼以清热明目;晚期可以滋补肝肾,益气明目。药物疗法的有效性尚待评价。

4. 激光治疗　视网膜静脉阻塞激光治疗目的有二:一是治疗慢性黄斑囊样水肿;二是破坏毛细血管无灌注区,以减少新生血管的形成。

5. 手术治疗　玻璃体积血,6 个月仍未吸收或已发生牵拉网脱者,应行玻璃体切割术及激光治疗。

(二) 视网膜动脉阻塞

视网膜中央动脉血液供给障碍可导致视网膜缺血缺氧,严重损害视功能。故应早期诊断,立即抢救。如果有视网膜睫状动脉时,尚可保留一定的中心视力。

【诊断】

1. 症状

(1) 痉挛者一过性黑矇,为时几秒钟或几分钟。

(2) 中央动脉阻塞者视力突然丧失,伴有头痛、头晕等。

(3) 分支血管阻塞出现视野缺损。

2. 体征

(1) 动脉收缩,变成细线条状;持久者,动脉可有白色鞘膜伴随。

(2) 静脉变细。

(3) 阻塞区视网膜急性贫血,弥散性乳白色水肿。

(4) 黄斑区因视网膜组织单薄,脉络膜毛细血管层透露呈现"樱桃红斑"。

(5) 如在视盘颞侧有睫状视网膜动脉,则在视盘与黄斑区之间出现舌状红色区,中心视力可有部分保留。

(6) 瞳孔散大,直接对光反应消失或极迟钝。

(7) 晚期:视神经萎缩苍白。

【治疗】

必须争分夺秒紧急抢救,缩小视网膜受损范围。

1. 可用血管扩张剂,如吸入亚硝酸异戊酯;含化硝酸甘油片等。

2. 球后注射普鲁卡因,乙酰胆碱或妥拉苏林(妥拉唑啉)。

3. 还可反复按摩眼球或行前房穿刺,以期降低眼压,促使血管扩张。

4. 可试用高压氧治疗(5% CO_2、95% O_2,减少组织缺氧)。

5. 用链激酶、尿激酶或纤溶酶以溶解血栓。

6. 丹参注射液　肌内注射或静脉用药,有扩张血管、活血化瘀、理气开窍的作用。

(三) 视网膜静脉周围炎

视网膜静脉周围炎亦称 Eales 病或青年性复发性视网膜玻璃体出血。

【诊断】

1. 多见于男性青壮年,双眼先后发病,有复发趋势。

2. 症状

(1) 初期多无自觉症状。

(2) 玻璃体积血、视网膜出血后,患者眼前有条索状黑影,随眼球转动而飘动。

(3) 出血多时,可有红视,视力极度下降,甚至仅辨指数、手动或光感。

3. 体征

(1) 发病初期眼底周边部小静脉壁上出现白鞘。

(2) 在受累静脉附近还可见到点状或火焰状出血。

(3) 由于静脉管壁受到病变压迫和牵拉,静脉呈现曲张、折断和不规则状态,色暗。

(4) 如病情继续发展,静脉可因破裂或血栓形成而发生大出血。眼底无法窥见。

(5) 初次发作出血一般可以吸收,视力多可恢复正常。

(6) 反复出血:因血液凝固和机化,可在玻璃体内形成大小不一与形状不同的结缔组织条索或膜状物,其上有新生血管,可发生牵拉性视网膜脱离,视力难以恢复。

(7) 如出血过多,可继发出血性青光眼。

【治疗】

1. 病因治疗。

2. 加强营养,增强抵抗力,可补充维生素药物和钙剂。

3. 出血期间安静休息,中药等药物治疗的效果尚未确认。

4. 激素治疗　对抑制炎症和减少机化物的形成可能有一定作用。可口服泼尼松30mg,每日一次,以后逐渐减量,维持数月。

5. 激光疗法　如有新生血管和毛细血管无灌注区时,可做局部视网膜光凝术。

6. 手术治疗　玻璃体积血 6 个月仍未吸收或已发生牵拉网脱者,应行玻璃体切割术及激光治疗。

二、外层渗出性视网膜病变

又称为 Coats 病,多见于男性儿童和青年,多单眼发病。

【诊断】

1. 症状

(1) 早期无明显症状。

(2) 后期视力明显下降或因患眼偏斜或瞳孔有白色反光才求医就诊。

2. 体征

(1) 早期眼球前部正常,玻璃体清晰,视盘正常或稍充血。

（2）视网膜有大块扁平或稍隆起的病灶,有灰色或黄白色的渗出,可融合成地图状,多位于后极部的视网膜血管后面。

（3）渗出病灶周围和静脉附近伴有深浅不等的出血及发光的点状胆固醇结晶。

（4）视网膜血管处有似梭形、球形或弯曲缠绕的血管网,并可有新生血管和血管之间的短路。

（5）并发症:继发性青光眼、渗出性视网膜脱离、虹膜睫状炎、并发性白内障等。

【鉴别诊断】

1. 视网膜母细胞瘤   眼 B 超,彩色多普勒检查,发病年龄。
2. 早产儿视网膜病变   早产儿,高浓度吸氧史。
3. 转移性眼内炎   眼内炎表现。

【治疗】

1. 可采用激光光凝和冷凝,破坏和消除这些扩张的毛细血管,减少渗出出血,保存视力。
2. 并发症治疗。

三、糖尿病性视网膜病变

糖尿病性视网膜病变的发病率及致盲率有明显增高趋势。据统计,有 10 年糖尿病史者,7% 有视网膜病变,15 年者约 25% ,15 年以上者达 63% 。

【诊断】

1. 糖尿病史。
2. 早期视力可正常,波及黄斑,视力下降。
3. 视网膜血管病变   微动脉瘤、出血、渗出物,视网膜动脉节段性扩张和狭窄。静脉扩张、迂曲、管径不均。
4. 黄斑病变   糖尿病黄斑囊样水肿。
5. 增生性病变。
6. 视网膜脱离。
7. 荧光血管造影。

【糖尿病性视网膜病变分期标准】

分单纯型及增殖型糖尿病性视网膜病变。

【分期】

单纯型	I	有微动脉瘤或并有小出血点: 阳性较少,易数;(++)较多不易数;荧光造影时血点不显影
单纯型	II	有黄白色"硬性渗出"或并有出血斑: 阳性较少,易数;(++)较多,不易数

续表

单纯型	Ⅲ	有白色"软性渗出"或并有出血斑: 阳性较少,易数;(++)较多,不易数
增殖型	Ⅳ	眼底有新生血管或并有玻璃体出血
增殖型	Ⅴ	眼底有新生血管和纤维增殖
增殖型	Ⅵ	牵拉性视网膜脱离

【治疗】

1. 早期用饮食及药物控制糖尿病。

2. 每年定期做眼底荧光血管造影。

3. 激光治疗

(1) 糖尿病黄斑水肿。

(2) 增殖期糖尿病性视网膜病变。

4. 手术治疗　对玻璃体出血引起浑浊和机化,牵拉性视网膜脱离者,可行玻璃体切割术。

四、视网膜脱离

按病因可分为孔源性、牵拉性和渗出性视网膜脱离。

(一) 渗出性视网膜脱离

【特点】

1. 可发生在眼内的严重炎症、眼部或全身循环障碍、脉络膜或眶部肿瘤等。

2. 视网膜多无裂孔。

3. 病因控制后,脱离的视网膜多可复位。

(二) 孔源性视网膜脱离

【诊断】

1. 症状

(1) 脱离前往往有先兆症状,出现闪光,有黑影飘。

(2) 眼前出现固定黑影。

(3) 视力下降。

2. 体征

(1) 眼底检查可见脱离区的视网膜呈灰色或青灰色,表面有暗红色的血管爬行。隆起的视网膜宛如山岗起伏,隆起高而范围广者可遮蔽视盘,并有皱襞。

(2) 可发现裂孔。

【治疗】

1. 寻找裂孔和手术封闭裂孔是治疗本病的关键。

2. 手术方法较多,光凝或冷凝疗法,巩膜外加压术及环扎术等方法。复杂病例需同时进行玻璃体手术。

(三) 牵拉性视网膜脱离

【特点】

1. 有外伤、炎症、反复发生玻璃体出血或内眼手术史。

2. 有原发疾病表现。

3. 玻璃体、视网膜前或视网膜下见牵拉机化条带。

4. 可有牵拉裂孔。

5. B 超检查。

【治疗】

手术治疗　玻璃体切割联合视网膜复位。

五、视网膜母细胞瘤

【诊断】

1. 多发生于 5 岁以下儿童,可单眼、双眼先后或同时罹患。

2. 家长发现　瞳孔区黄白色反光,或眼球偏斜,或患儿易哭闹、用手击头部等。

3. 根据肿瘤的表现和发展过程一般可分四期。

(1) 眼内生长期:眼底可见圆形或椭圆形,边界清楚,单发或多发,白色或黄色结节状隆起,表面不平,大小不一,有新生血管或出血点。视网膜可发生无裂孔性实性扁平脱离。也可形成假性前房积脓、角膜后沉着物,虹膜表面形成灰白色肿瘤结节,可为早期诊断提供一些临床依据。

(2) 青光眼期:由于肿瘤生长体积增大,眼内容物增加,使眼压升高,引起继发性青光眼,应与先天性青光眼等鉴别。

(3) 眼外期:瘤细胞沿视神经向颅内蔓延,肿瘤穿破巩膜进入眶内,导致眼球突出;也可向前引起角膜葡萄肿或穿破角膜在球外生长。

(4) 全身转移期:转移可发生于任何一期,多数转移途径经视神经或眶裂进入颅内;经血行转移至骨及肝脏或全身其他器官。

4. 辅助检查

(1) X 线片:可见到钙化点或视神经孔扩大。

(2) 眼 B 超检查:球内实性占位,突向玻璃体腔,可见钙化斑,可有渗出性视网膜脱离。

(3) CT 检查:①眼内高密度肿块;②肿块内钙化斑,30%~90% 病例有此发现可作为诊断根据;③视神经增粗,视神经孔扩大,说明肿瘤向颅内蔓延。

(4) 荧光眼底血管造影:早期即动脉期,肿瘤即显荧光,静脉期增强,且可渗入瘤组织内,因荧光消退迟,在诊断上颇有价值。

【治疗】

1. 光凝治疗(photocoagulation therapy)　用氩激光、二极管激光或氙弧光凝(xenon arc)治疗眼后段较小肿瘤的一种方法称光凝治疗。

(1)光凝治疗适应证:

1)RB 基底直径≤4.5mm,厚度≤2.5mm(包括经放射治疗后已缩小的 RB)。

2)RB 病变位于赤道至后极。

(2)光凝治疗禁忌证:

1)玻璃体内瘤细胞种植。

2)RB 位于眼赤道部之前或已侵犯视盘。

(3)方法:

1)基础麻醉。

2)瞳孔充分散大。

3)用便携式氩激光或二极管激光光凝器治疗。

4)在 RB 周围做 2 排融合光凝,使周围的视网膜供养血管闭塞。RB 于数周内可见退化或扁平、伴有色素的瘢痕。

5)必要时隔 3~4 周后再做第 2 次或第 3 次光凝治疗。

6)操作中注意避免直接对肿瘤光凝。

2. 冷冻治疗(cryotherapy)

(1)适应证:

1)选择位于眼周边部(锯齿缘至赤道部)较小肿瘤。

2)肿瘤直径≤3.5mm,厚度≤2mm。

(2)禁忌证:

1)位于眼赤道部之后。

2)肿瘤细胞玻璃体种植。

3. 温热治疗(thermotherapy)和化疗温热治疗(chemothermotherapy)　是一种应用超声、微波或红外线辐射产生的热作用在眼的局部治疗方法,通过把热量以亚光凝固的水平积聚在组织引起细胞坏死。它既可以作为一种单独的治疗方法,也可以和化疗或放疗共同应用。单独应用温热治疗的理想温度是 45~60℃,若温热治疗联合化疗或放疗的组织温度可略低为 42~44℃。

(1)适应证:

1)不伴有玻璃体和视网膜下播散的相对较小的瘤体,基底直径<3.0mm;厚度<2.0mm。

2)当瘤体基底直径≥3.0mm 或有瘤细胞种植,瘤体隆起度>2.5mm 时,局部治疗方法无法消除瘤体,如果对这些患者先用化疗以缩小肿瘤,则可以在一个较小的肿瘤组织内施行激光与冷冻等局部治疗,以保存眼球与视力。这种治疗方法被认为是"化学减容治疗"。

4. 眼内 RB 的(静脉注射)化疗减容法　化疗减容法是一种减少肿瘤容积和不良反应的治疗方法,它已发展成为治疗初期 RB 的重要组成部分,应用化疗减容方案可使眼球保存率提高。总体上应用此方案发现肿瘤基底平均减少35%,肿瘤厚度减少接近50%,76%的病例(有瘤细胞玻璃体和视网膜下种植)治疗后显示有肿瘤退变。

化疗减容的适应证:

(1) 眼内期 RB 的化学减容治疗。如当瘤体基底直径≥3.0mm 或有瘤细胞种植,瘤体隆起度>2.5mm 时。

(2) 眼球摘除术后病理检查证实患眼有脉络膜、巩膜导血管及筛板外肿瘤细胞浸润者。

(3) 已有眶内肿瘤浸润者。

(4) 已发生中枢神经系统与全身远处转移的患者。

(5) 三侧性 RB。

5. 巩膜板放疗 巩膜板放疗(plague radiotherapy)是一种近距离的放射疗法(brachytherapy),又称敷贴放疗。其优点是可根据肿瘤大小、厚度,计算所需放疗剂量,用含放射性物质的巩膜板直接对肿瘤进行局部放疗,放射范围较小,时间短,对正常组织损伤少。适应证包括:

(1) 肿瘤基底直径<16mm,厚度≤8mm。

(2) 肿瘤部分种植玻璃体或视网膜下。

(3) 未被外侧束放疗、冷冻、化疗或温热治疗控制的残留 RB 或复发性 RB。

6. 外侧束放射治疗 视网膜母细胞瘤对放射线敏感,外侧束放射治疗(external beam radiotherapy,简称外放射治疗)是对发展中的 RB,特别是玻璃体内有瘤细胞弥散性种植时做整个眼放射治疗的方法。适应证包括:

(1) RB 瘤体有明显玻璃体种植。

(2) 眼内多个肿瘤(>2 个瘤体)。

(3) 肿瘤发展较快较大,直径≥10mm。

(4) 肿瘤较大与视神经或黄斑相邻。

7. 眼球摘除术(enucleation) 手术适应证:

(1) 患眼肿瘤较大,在发展中,没有希望保存有用视力者。

(2) 肿瘤已侵犯视神经脉络膜。

(3) 患眼已发展至青光眼,虹膜睫状体平坦部或前房肿瘤细胞种植。

(4) 双侧 RB 患眼中肿瘤较大,发展较快者。

8. 眶内容剜除术 适应证:

(1) RB 已向眼眶扩展眼球突出,CT 显示视神经增粗者。

(2) RB 病例经化疗外放射或眶内容剜除术后复发者。

9. 三侧性 RB 的治疗 三侧性 RB 指双眼 RB 同时在松果体或其他中线结构发现肿瘤(神经母细胞瘤),MRI 或 CT 扫描均可发现病变。